120 Q & A
ON PREVENTION AND TREATMENT OF
COMMON UROGENITAL MALIGNANT TUMORS

泌尿及生殖系统常见恶性肿瘤防治

120问与答

主　编　王国民

编　者　（以姓氏笔画为序）

王国民　王　翔　刘宇军　陈　伟　张　雯

武睿毅　胡骁轶　姜　帅　徐　凯

复旦大学出版社

主 编 简 介

王国民　复旦大学上海医学院外科学教授、博士生导师，复旦大学附属中山医院泌尿外科主任医师，复旦大学泌尿外科研究所顾问。曾任复旦大学上海医学院常务副院长、中山医院副院长、中山临床医学院副院长、外科学教研室副主任、泌尿外科主任等职务。现任上海市医学会男科专业委员会顾问、上海市中西医结合学会高级荣誉会员、泌尿男科专业委员会名誉主任委员、上海市中医药学会男科分会终身顾问、上海市性教育协会男性健康专家委员会名誉主任委员，以及上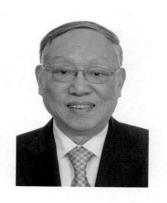海市医学会医疗事故鉴定专家、上海市泌尿外科专家会诊中心专家、国家医学考试中心专家委员会专家等。曾任中华医学会泌尿外科分会委员、中国中西医结合学会男科专业委员会顾问、泌尿外科专业委员会常委，上海市中西医结合学会理事、泌尿男科专业委员会主任委员，上海市计划生育与生殖健康学会副理事长，以及全国继续医学教育委员会外科学科组成员等。曾为美国泌尿外科学会和欧洲泌尿外科学会外籍会员。担任 10 多本核心学术期刊编委或副主（总）编。担任《辞海》(第 6、7 版)外科分科主编、《外科学》(第 6、7、8 版)泌尿外科分册负责人、《实用外科学》(第 3 版)副主编、《临床外科学》主编、《现代内镜学》副主编、《临床局部解剖学(第 2 版)》副主编等。

1969 年毕业于上海第一医学院医学系，1997 年在美国宾夕法尼亚大学和约翰斯·霍普金斯大学医学中心泌尿外科为访问学者。长期从事泌尿外科及男科临床工作，擅长泌尿系统肿瘤、结石、前列腺和男科疾病的诊治，开创和推广腹腔镜等微创新技术在泌尿外科的应用，曾获国家发明专利 2 项。以第一承担人获得肿瘤学"211""985"三期国家重点学科建设项目的《前列腺癌转移研究》课题。在前列腺癌诊治方面从早期诊断，选择最佳治疗，到中晚期的综合治疗，形成自己独特的见解,并有一个多学科诊疗团队(MDT),实践证明使患者获益,治愈率提高,生存时间延长。

曾培养30余名硕士和博士研究生,在国内外发表论文300余篇,科普文章约50篇,专著、教材10余本。曾获上海市重大科技成果奖三等奖、国家发明奖三等奖、上海市临床医疗成果奖三等奖、上海医学科技奖三等奖、上海市教学成果奖一等奖、国家级教学成果奖二等奖、全国普通高等学校优秀教材一等奖、全国高等学校医药优秀教材一等奖及上海市育才奖、中国内镜杰出领袖奖等。2016年,因首先引入机器人在我国外科领域中应用,获杰出贡献奖,被授予中国达芬奇(da Vinci)机器人奠基人的荣誉。2018年,因在全国率先开展泌尿男科领域的中西医结合工作,是上海市中西医结合学会泌尿男科专业委员会创始人之一,获盘古奖。获国务院颁发政府特殊津贴。

编 者 简 介

王翔　医学博士,复旦大学附属儿科医院小儿泌尿外科副主任医师。最后学历毕业于复旦大学上海医学院研究生院,曾在加拿大蒙特利尔大学附属圣母医院博士后学习,学习显微外科技术与研究。长期从事小儿泌尿外科工作,专业方向:小儿泌尿系统肿瘤、结石和先天性畸形的诊治,善于应用各种内镜、腹腔镜开展微创手术治疗,有丰富的临床经验。现任中华医学会小儿外科分会泌尿学组委员、复旦大学泌尿外科研究所委员等。

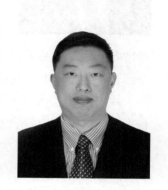

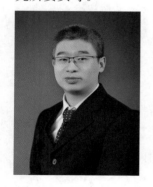

刘宇军　医学博士,复旦大学附属中山医院泌尿外科副主任医师。最后学历毕业于复旦大学上海医学院研究生院,曾赴新加坡国立中央医院泌尿外科为访问学者,学习泌尿外科疾病的微创手术治疗。长期从事泌尿外科临床工作,专业方向:泌尿生殖系统肿瘤诊治,擅长肾上腺及肾肿瘤、外生殖器肿瘤的外科治疗。现任上海市社会医疗机构协会泌尿外科专业委员会委员等。

陈伟　医学博士,复旦大学附属中山医院泌尿外科副主任医师,硕士研究生导师。最后学历毕业于复旦大学上海医学院研究生院,曾赴美国安德森肿瘤中心及约翰斯·霍普金斯大学附属医院为访问学者,学习前列腺癌的最新诊治技术与研究。主要从事泌尿系统肿瘤的微创治疗、综合治疗及相关基础研究,开设前列腺癌随访门诊,擅长前列腺癌的腹腔镜手术及综合治疗。现任

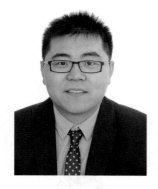

中国抗癌协会泌尿外科专业委员会青年委员、上海市中西医结合学会理事等。

张雯 中医学硕士,复旦大学附属中山医院中医/中西医结合科主治医师。毕业于上海中医药大学中医学专业,曾赴美国得克萨斯州农工大学健康科学中心生物科学与技术研究所癌症转化中心为访问学者,学习肿瘤的分子生物学研究。专业方向:中医/中西医结合诊治泌尿男科疾病,从事泌尿系统肿瘤的中医药减毒增效治疗及相关研究,开设中西医结合泌尿男科专病门诊。现任上海市中西医结合学会泌尿男科专业委员会青年委员等。

武睿毅,医学博士,复旦大学附属中山医院泌尿外科副主任医师。最后学历毕业于复旦大学上海医学院研究生院,曾作为访问学者赴德国杜伊斯堡埃森大学医学院,学习泌尿外科最新诊疗技术与研究。专业方向:泌尿生殖系统肿瘤的诊治,擅长腹腔镜和达芬奇机器人等微创手术。现任中国医师协会男科分会男性生殖内分泌专家委员会委员、中国中西医结合学会男科

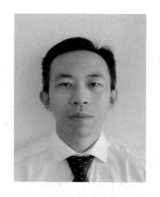

专业委员会青年委员、上海市中西医结合学会泌尿男科专业委员会青年委员等。

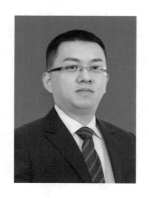

胡骁轶 医学博士,复旦大学附属中山医院泌尿外科主治医师。最后学历毕业于复旦大学上海医学院研究生院。长期从事泌尿外科临床工作,开设肾癌随访门诊,擅长晚期肾癌的诊治,在晚期肾癌的分子靶向药物治疗方面积累了丰富的临床经验。现任中国中西医结合学会男科专业委员会青年学术委员会委员等。

姜帅 医学博士,复旦大学附属中山医院泌尿外科副主任医师。最后学历毕业于复旦大学上海医学院研究生院,曾赴美国 UC Davis Caner Center 为访问学

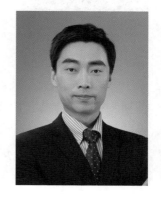

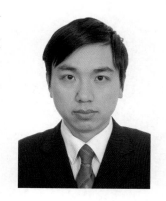

者,学习泌尿系统肿瘤最新诊疗技术与研究。专业方向:泌尿生殖系统肿瘤的诊治,擅长泌尿系统肿瘤的微创手术治疗包括达芬奇机器人辅助手术,开设膀胱肿瘤专病门诊。现任上海市医学会泌尿外科专科分会青年委员等。

　　徐凯　硕士,复旦大学附属中山医院妇产科主治医师,毕业于复旦大学上海医学院临床医学专业。长期从事妇科肿瘤临床工作,专业方向:子宫内膜病变,开设宫腔镜专病门诊,擅长妇科微创手术治疗,包括各种腹腔镜及宫腔镜手术。

汤 钊 猷 序

　　王国民教授主编的此书深受读者欢迎，需要再版重印，要我写序。我之所以同意，一是因为此书防治结合，通俗易懂，图文并茂，加上医生札记等特色，是一本高质量的科普读物；二是想借此机会，讲点个人对癌症的看法，供读者参考。

　　人类一方面努力防治癌症，另一方面又不断制造癌症。不是吗，"戒烟少酒"是防癌的重中之重，对泌尿生殖系统癌症也不例外，而现实生活中却"难之又难"。笔者以为，癌症是内、外环境失衡导致的机体内乱，以部分细胞（不仅癌细胞，还包括微环境）遗传特性明显改变为特征，是多基因参与、多阶段形成的，慢性、全身性、动态变化的疾病。因为癌细胞是正常细胞变来的，是机体"内乱"，不同于传染病的外敌入侵，单靠"消灭"不够，需要"消灭与改造并举"。为此，笔者倡议将"抗癌战"改为"控癌战"。如果认同这个认识，控癌战就是"消灭加改造的持久战"。和过去近200年以"消灭"肿瘤为主要目标的抗癌战不同，需要对肿瘤加以"改造"，包括改造残癌（使之改邪归正）、改造微环境（重点是改善缺氧和控制炎症）和改造机体（强身祛癌）。这如同对付犯罪问题，光有死刑不够，需有徒刑；需要整治社会环境；需要强化国家机器。所谓"持久战"，是因为癌症是慢性、全身性、复杂疾病。如同伤风感冒，起病几天，好起来也几天；癌症起病十几年、几十年，好起来也得讲年数。尤其是患者可以自己安排的"生活方式"，更要持之以恒。除戒烟少酒外，心胸开阔、平衡饮食、适度运动、劳逸适度等，对预防癌症和预防癌症复发均非小事。《黄帝内经》有言"内外调和，邪不能害"，故强身却病乃重中之重，而适度运动必不可少。在消灭与改造并举中，西医强于"消灭"，而中医则"改造"有优势，两者互补，可能是有中国特色的控癌之道。是以为序。

中国工程院　院士

原上海医科大学　校长

复旦大学肝癌研究所　所长

复旦大学附属中山医院　终身荣誉教授

汤钊猷

2018年2月

杨秉辉序

治病自然是靠医生的药方或是手术。不过如今的许多疾病大多是慢性病，好起来慢，甚至终身需要得到医学的照顾，就不只是一张药方、一次手术能够毕其功于一役的了。照顾病人自是医务人员的职责所在，但也必须让病人与家属对这病的来龙去脉、诊断治疗、预防康复有个大致的了解，才能更好地配合医疗，取得良好的疗效。

在各种慢性病中，恶性肿瘤病人在这方面的需求最为迫切。一则是因为恶性肿瘤的发病率高；再则是因为其早期多无明确的症状、易被疏忽，而且治后又需要一个较长的康复过程。加以受往日视恶性肿瘤为"不治之症"的思想影响，人们普遍对其有恐惧感，可能导致"病急乱投医"，甚至讳疾忌医的结果。故对恶性肿瘤医学知识的普及更加显得重要。

有鉴于此，复旦大学附属中山医院泌尿外科王国民教授，在繁忙的医疗工作余暇，致力于医学科学知识的普及，早先曾有若干佳作见诸报端并颇受好评。最近王教授索性联络同人，努力笔耕，写成这本《泌尿及生殖系统恶性肿瘤120问》（注：第1版书名）。内容囊括了泌尿系统、两性生殖系统常见各种恶性肿瘤的诊断、治疗、康复、预防等一系列的知识。王教授从事泌尿外科专业近半个世纪，于学术研究方面颇多建树，于临床诊疗方面更多经验。所邀参与编写的人员亦皆为各领域专家，故书中述及之内容皆翔实可靠。在写法方面以问答形式展开，则便于读者查阅。

以问答形式展开的医学科普书不少，但此书却又有其特点：一是每篇开头有短文介绍该系统的生理、解剖，以使读者在阅读正文各节之前先对该系统有一个基本概念，可免"只见树木不见森林"之误。二是在一系列问答之后又列出"要点"，强调各章问题之中最重要者，便于读者提纲挈领深入理解。

更尤其是此书在每章之后多有"医生札记"，通过描述具体病人治疗的效果，来表达医生，主要是王教授本人在泌尿生殖系统肿瘤临床诊疗中的感悟。把医学知识置于人物、事件、场景来阐述，可使得医学更接近于活生生的人，是如今医学人文学所提倡的"叙事医学"的一种手法，在医学科普中是应该大力提倡的。王教授做了很好的探索，是很值得称道的。

王国民教授以书稿示我，并嘱我作序。我得先睹此书，自是先睹为快，阅罢对王教授及诸位作者的辛勤创作，敬意油然而生。故对泌尿外科的学问虽不甚内行，亦仍愿缀数语于卷首，以为向读者推荐之意，信诸君读后，必谓我所言不谬。

复旦大学附属中山医院　　原院长

终身荣誉教授

中华医学会全科医学分会　名誉主任委员

中国健康促进与教育协会　副会长

中国科普作家协会　名誉理事

杨秉辉

2015 年 10 月

那 彦 群 序

　　近年来,随着人口老龄化和生活质量提升,癌症发病率在我国逐年增高,成为严重威胁人民健康的主要疾病之一。

　　步入 21 世纪的今天,肿瘤治疗的许多观念和医疗技术、药物、手段也不断推陈出新,有的"禁区"被突破,有的肿瘤可治愈。同时,患者对肿瘤疾病的认识、治疗效果及生活质量改善都提出了更高的要求。由于这一切与患者的健康息息相关,患者有很多疑问和误区却无良好的渠道可以获得满意的解答和指导,而有关肿瘤学的专著是针对医学专业读者,毫无医学背景的患者及民众很难获得所需要的信息,即使通过查阅报刊、网络等媒体了解信息,又缺乏系统性、正确性,有的不恰当的宣传甚至造成误导和恐慌。因此,我们有必要加强肿瘤防治的科普教育。

　　建立于 1937 年的上海中山医院(现复旦大学附属中山医院)是中国享誉盛名的综合性医院,泌尿外科是国内建制较早的泌尿外科专科之一,是教育部重点学科,是国内开创和推动肾移植、尿石症微创外科治疗、腹腔镜和机器人等新技术的先驱之一。他们在诊治泌尿生殖系统肿瘤方面积累了宝贵的经验,值得传播和借鉴。该院王国民教授从医近半个世纪,在泌尿系统、男性生殖系统的肿瘤防治方面颇有造诣,临床经验丰富,著书颇丰。王教授还是医学教育专家,长期从事医学教育和管理工作,这次他和泌尿外科多位专家编著的这本《泌尿生殖系统恶性肿瘤 120 问》(注:第 1 版书名)是其长期在临床辛勤耕耘,仁心仁术,精诚医学的成果。他不仅重视对年轻医学专业人员的培养和教育,还积极参与面向大众的科普宣教,以拨疾病认识之误区,以解民众心头之忧患,着力为提高人口健康素质,为我国的肿瘤防治工作做贡献。我希望更多的医学专家把本领域的创新和发展成果及时普及到基层,使广大患者受益,以提高全民族的健康素质。

　　该书采用问与答的形式,由专家深入浅出地讲解患者最为关心的泌尿生殖系统常见肿瘤的诊疗问题。既有医学专业深度,内容翔实,具有科学性、先进性,又图文并茂,通俗易懂,非常实用。这是一本病人及其家属和广大医学科普爱好者不可多得的好书,而且可供肿瘤防治工作者、泌尿外科住院医生及医学生等在临床工作中学习参考。

我热忱地向广大读者推荐此书。

吴阶平泌尿外科中心　首席专家

中华医学会泌尿外科学分会　名誉主任委员

中国抗癌协会泌尿男生殖系统专业委员会　主任委员

那彦群

2016 年 1 月

第一版前言

近年来,我国肿瘤的发病率呈现不断上升的态势,病死率逐年增加。资料显示,自 2009 年起,癌症在中国已取代卒中,成为第 1 位严重危害国人健康的慢性病。中国每年有 312 万人被诊断为癌症,换句话说,每天约有 8 550 例癌症新发病例。中国癌症患病率为 285.91/10 万(2009),较 20 年前增加 1 倍,同时癌症导致的病死率也远高于 20 世纪 80 年代。由于癌症、脑血管疾病和心脏病发病增加,改变了近半个世纪人类严重疾病的疾病谱。这些疾病与人的寿命延长、生活方式变化,以及工业化带来的污染有关。癌症已成为对我国人民群众健康的主要威胁,关系着千百万病人及其家庭。而人们对医学相关知识缺乏以致谈"癌"色变,甚至"讳疾忌医"。

我从事泌尿外科医疗、教学和研究已逾 45 年。在 20 世纪 80 年代初我完成了"尿脱落细胞吖啶橙染色法早期诊断膀胱癌"的科研课题,并发表了论文。自那以后我就关注泌尿系统肿瘤的研究进展,开展和指导肿瘤相关的基础和临床研究。近 20 年泌尿系统肿瘤发病在中国逐年增加,临床上对疾病诊断和治疗出现许多先进技术,我就致力于对肿瘤的临床诊治研究。与此同时,我发现人们对泌尿生殖系统恶性肿瘤知之甚少,以致一些病人贻误了诊治,失去了治疗时机。以前列腺癌为例,前列腺癌在上海市恶性肿瘤发病统计中已居男性恶性肿瘤第 5 位,多数发病在男性 65 岁以后。早期因癌"潜伏",并不引起病人的临床症状,而晚期由于转移性病灶才会出现如骨转移造成的骨痛等症状,此时治疗效果差,后果严重。然而,对前列腺癌若做到早期发现、诊断和治疗,它是可以治愈的。因此,人们应该认识肿瘤,了解肿瘤,预防肿瘤。诸如,为什么会生肿瘤? 有什么症状? 怎么去看病? 怎么治疗? 生活上要注意什么? 对此我意识到向公众普及肿瘤相关知识的紧迫性和重要性,使病人从被动走向主动,战胜癌症;健康人走向预防癌症的道路,远离癌症。

本书以问答的形式编写,按泌尿系统、男性生殖系统和女性生殖系统的常见恶性肿瘤分篇。由于男性、女性生殖系统的各自特点,故单独列篇以明晰疾病与解剖生理功能之间的关系。每篇开头为认识该系统的特点,相关内容归纳问答的要点,以帮助读者了解问答的专业医学知识。此外,本书中的"医生札记"是反映病人患病的感受和医生的诊治体会,篇幅虽然简短,但是体现了医学科普的人文属性,是本书与其他同类书不同之处,是一次新尝试。

本书编者都是具有多年诊治泌尿生殖系统肿瘤临床经验的专家,介绍的专业内容具有科学性、先进性和实用性,同时还提出了防治肿瘤的注意事项,有助于防患于未然。故本书适合一般群众包括病人及其家属,也适合基层社区家庭医生、全科医学科医生、毕业后规范化培训医生、泌尿外科住院医生及医学生等阅读。

由于本人水平和经验有限,书中难免存在不足或疏漏之处,恳请读者不吝指正。

王国民

2015 年 8 月

第二版前言

本书于 2016 年 6 月首版,承蒙广大读者的赞许和更多人的需要,面世 2 个月后即加印,共计发行 4 000 余册。这是编者不曾想到的。在过去的 2 年多时间里,绝大部分书到了病人及其家属手中,另有部分书成了年轻医生的"口袋书"。他们通过阅读《泌尿及生殖系统恶性肿瘤 120 问》(简称《120 问》)(注:第 1 版书名)对泌尿及生殖系统器官为什么会患肿瘤? 有什么症状? 怎样去看病? 怎么治疗? 以及日常生活要注意什么,如何预防等问题,从书中得到解答,这本书起到了医学科普读物的良好作用,也达到了编者的初衷。一位病人来信说:读了本书,终于云开见日,一切疑问、困惑、纠结都过去了,并给了他抗癌的信心,对未来的人生有云霓之望。另外有病人看了本书,把它作为寻医就诊的指南,找到编者,以期更好的诊治。作家、资深媒体人司徒伟智先生读了《120 问》,特意撰写读后感言发给编者,言真意切,感人肺腑。同仁、专家戴继灿主任医师读了《120 问》,撰写书评,并公开发表。他们都给编者莫大的鼓舞和激励,我表示由衷的感谢。

近些年,肿瘤的诊治较此书首版时又有了许多新的进展。比如,前列腺癌的病理诊断方法更加完善和发展,世界卫生组织(WHO)正式颁布前列腺癌 Gleason 分级评分的预后分组新标准,既能反映前列腺癌的恶性程度,还能判断前列腺癌的预后,在临床上它具有重要而实用的价值。膀胱软镜检查的普及率大大提高;CTU、MRI 及 PET - CT 等影像学检查的应用明显增加;各种微创手术又有新的进步,特别是达芬奇机器人辅助腹腔镜手术更为成熟。而近年新兴起的肿瘤治疗分子靶向药物、肿瘤免疫治疗药物、基因治疗等给晚期肿瘤病人带来了延长生存的福音,同时肿瘤诊疗模式发生改变,多学科团队诊疗模式逐步普及,这些精准医疗的成功范例将助推和开启未来医疗的新时代。为了适应多学科技术的发展,反映新理论、新技术、新方法,对《120 问》首版进行修订,势在必行,十分需要。

本次修订听取专家和读者的意见,我们将书名改为《泌尿及生殖系统常见恶性肿瘤防治——120问与答》,新版增添小儿泌尿及生殖系统常见恶性肿瘤篇,增补肾肿瘤中恶性肿瘤与良性肿瘤的鉴别等,纳入许多新技术、新药物和新方法,如晚期前列腺癌的新型内分泌治疗、根治性前列腺切除的新探索,以及前列腺癌的免疫治疗等。新版改进部分问题的编排顺序,充实较多的新内容和新图片,并尝试编入手术微视频,使之适应和符合当前临床的诊疗工作,兼顾学术先进性和科学普及性。编者希望新版能够使更多的读者从中获益,无论是专业的,还是非专业的人士。

　　感谢诸位前辈们的热情支持,新版又得到两位中山医院终身荣誉教授汤钊猷院士和吴肇光教授的悉心指教,汤院士还为第2版作序,我作为晚辈甚为感动,备受鼓舞,促进了本书的修订和再版。感谢广大读者对《120问》的喜欢和厚爱,读者的需要也成为编者努力完成修订的动力。感谢复旦大学出版社以其远见足识鼓励并支持编者修订再版《120问》。

　　在修订过程中,全体编写人员虽然努力改正和完善首版的不足,但由于编者的水平和经验有限,欠妥之处一定尚存,敬请读者不吝指正。

王国民

2019年5月于上海

目　　录

第二章　　　　　　　　膀　胱　癌

第二篇 ⚥ 男性生殖系统肿瘤

第三章　　　　　前　列　腺　癌

063

第三篇 🌸 女性生殖系统肿瘤

第六章　　　　　　　　宫　颈　癌

127

第七章　　　　　　　　子宫内膜癌

135

第八章　　　　　卵　巢　癌

144

第四篇 　小儿泌尿及生殖系统恶性肿瘤

第九章　　　　　肾　母　细　胞　瘤

157

第十章　　　　　　　膀胱横纹肌肉瘤

164

第十一章　　　　　　　睾丸卵黄囊瘤

168

第五篇 ✿ 中医解码恶性肿瘤的诊治

第十二章　　　　　　　中医也能治疗恶性肿瘤

176

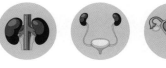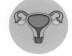

第一篇
泌尿系统恶性肿瘤

认识泌尿系统

人体的泌尿系统由肾和泌尿道组成。肾的构造包括肾的实质（皮质、髓质）和肾盏、肾盂，泌尿道包括输尿管、膀胱和尿道。临床上通常将肾盏、肾盂和输尿管称为上尿路，将膀胱和尿道称为下尿路。（图1）

肾是实质性器官，呈红褐色，形似蚕豆，左右各一。成年男性的肾长约10厘米，宽5厘米，厚4厘米，重134～148克，女性的肾略小于男性。它位于脊柱两侧，腹膜后间隙内，紧贴腹后壁的上部。因受肝的影响，右

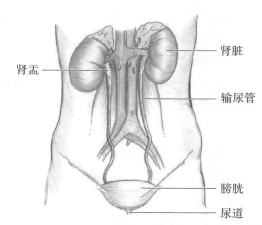

图1　泌尿系统解剖示意图（冠状面）

肾比左肾略低。肾的毗邻：左肾前面与胃、胰、脾、空肠和结肠左曲相邻，右肾前面与十二指肠、肝右叶和结肠右曲接触。两肾上方均有肾上腺。肾的主要功能是产生尿液，排除体内代谢废物（如尿素、尿酸等）和多余的水分，从而调节体液中某些物质的浓度，维持水、电解质的平衡，保持体内环境的稳定。肾是人体具有过滤功能的"中心机器"，每分钟滤过全身总血量的1/5。肾产生的尿液经肾乳头孔流入肾小盏，进入肾大盏、肾盂，经泌尿道排出体外。肾可产生许多内分泌激素，主要有前列腺素族、肾血管舒缓解素、激肽系统、肾素、血管紧张素、活性维生素D及促细胞生成素等。它们有的参与肾血管舒缩以及水、盐代谢的调节，有的影响机体其他系统的生理作用。

输尿管是细长的肌性管道，左右各一，长25～30厘米，管径0.5～0.7厘米，输尿管起始于肾盂，终止于膀胱。输尿管的功能为输送尿液至膀胱。

膀胱是囊状肌性器官，膀胱充盈时呈球形，空虚时呈近似三棱锥形体，成人膀胱容量为350～500毫升，老年人因膀胱肌张力减低而容量增大，女性的容量小于男性。膀胱的毗邻：膀胱位于小骨盆腔的前部。前方邻接耻骨联合；后方在男性邻接精囊、输尿管壶腹和直肠，女性邻接子宫和阴道。膀胱上面被覆腹膜，邻接小肠，女性还有子宫伏于其上。膀胱颈在男性邻接前列腺，在女性邻接盆

膈。膀胱壁的构造自外向内依次为外膜、肌层和黏膜层。膀胱的肌层称为膀胱逼尿肌。黏膜层包括尿路上皮和黏膜固有层,它被覆膀胱内面,大部分与肌层疏松连接,但在膀胱底内面有 1 个膀胱三角,此处黏膜与肌层紧密连接。膀胱三角是膀胱肿瘤和炎症的好发部位。膀胱的功能为暂时储存尿液,达到一定容积时会产生尿意,引起膀胱肌层收缩,同时尿道括约肌舒张,尿液经尿道排出体外。男性尿道兼有排精功能。

　　泌尿系统范畴内各器官都有可能罹患恶性肿瘤,但临床上最常见的恶性肿瘤为膀胱癌、肾癌,而肾盂癌、输尿管癌和尿道癌较少见。

第一章 肾 癌

1. 肾位于人体的什么部位？它有哪些结构和功能

正常人有一对肾，左右各一，位于人体腹膜后间隙内，脊柱两侧，属于腹膜外位器官。肾表面包被 3 层被膜，最内层为纤维囊，周围由脂肪囊包裹，最外层为肾筋膜。肾有一定的活动度，随呼吸可略有上、下移动，但移动范围多不超过一个椎体。由于肾的位置在体内被埋得很深，它不在腹腔内而在腹膜后，肾前面紧贴后腹膜及毗邻脏器，后面挨着腹后壁上部，且不完全固定。所以，在肾癌早期因肿瘤体积小，起病隐匿，患者往往没有任何症状，病证不易被察觉。

每个肾都由 100 万～200 万个肾单位构成，这是肾的基本功能单位。正常状态下，只有一部分肾单位处于活动状态，所以肾有很强的代偿能力，即使切除一侧肾，另一侧肾的功能仍能满足机体的生理需要。肾的主要功能是分泌尿液，排出代谢废物、毒物和药物，调节体内水、渗透压、电解质和酸碱平衡，以及产生多种人体必需的激素。肾产生的尿液经肾乳头引流入肾集合系统，包括肾小盏、肾大盏和肾盂，再流经输尿管至膀胱暂时储存后排出体外（图2）。当肾功能减退时，体内代谢物滞留，水、电解质、酸碱平衡失调，如任其发展，肾功能继续恶化，患者逐步出现全身症状，最终处于尿毒症状态。

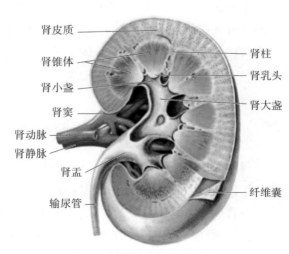

图 2　右肾冠状切面（后面观）

肾盂出肾门后移行为输尿管。肾盏、肾盂和输尿管都可能发生肿瘤。另外，这些地方也是肾癌容易侵犯的部位。

 2. 肾癌在我国是常见病吗？哪些人易患肾癌

肾癌是肾细胞癌(renal cell carcinoma，RCC)的简称。肾癌占成人所有恶性肿瘤的 2%～3%，各国或各地区的发病率不同，发达国家发病率高于发展中国家。据 2012 年的流行病学统计资料显示，全世界大约每年有 337 860 例肾癌新增病例，其中死亡病例为 143 406 例，其发病率在北美最高，其次为澳大利亚、新西兰、西欧和北欧。根据全国肿瘤登记年报统计，2009 年我国的肾癌发病率为 4.5/10 万，病死率为 1.46/10 万，男女发病率比例约为 1.83∶1。城市地区是农村地区发病率的 4.31 倍。我国各地区肾癌的发病率差异也较大，上海市肾癌发病率高于全国肾癌发病率，比如 2009 年上海市市区的男性肾癌发病率为 14.75/10 万，女性为 7.46/10 万，男女发病率比例约为 2∶1。上海市疾病预防控制中心报告，统计 2010～2015 年上海市恶性肿瘤发病率，其中男性肾癌的发病率分别为 12.85/10 万、13.11/10 万、14.01/10 万、15.36/10 万、14.48/10 万、13.71/10 万；女性分别为 5.69/10 万、6.61/10 万、7.04/10 万、7.54/10 万、7.66/10 万、6.50/10 万。肾癌发病年龄可见于各年龄段，高发年龄 50～70 岁，20 岁以下者很少见，儿童更罕见。统计资料显示，近 10 多年间泌尿系统肿瘤的患病率明显增加。2000 年之前，复旦大学附属中山医院泌尿外科住院病人每年诊治的肾癌病例数不足 100 例，近年来已超过每年 600 例(来自全国各地)。所以说，肾癌已成为我国一种常见的泌尿系统恶性肿瘤。近年，肾癌发病率上升较快，病死率仍高于膀胱癌和前列腺癌。

3. 肾癌发病的原因是什么？有哪些危险因素

肾癌发病的原因尚不明确。流行病学研究显示，肾癌是多因素致病的，其发病与遗传、吸烟、肥胖、高血压及某些抗高血压药物治疗等有关。遗传性肾癌或家族性肾癌仅占肾癌总数的 2%～4%(见第 4 问)，非遗传性引起的肾癌占大多数，这部分肾癌称为散发性肾癌，其相关的危险因素如下。

(1)吸烟。研究发现，所有形式的烟草暴露均与肾癌的发生有关，而且其危险度随累积剂量和吸烟年限的增多而增加,相对危险度随吸烟时间增加而增加,戒烟后危险度可降低。临床上,大多数病例也反映出患者有吸烟史。

(2)典型的西方现代饮食方式。比如高动物脂肪、高蛋白质及奶制品、咖啡和茶的摄入量增加,而水果和蔬菜的摄入量减少,往往与肾癌发生有关。

(3)肥胖症。肥胖症是指不正常的和(或)过多的脂肪蓄积为特点的慢性代谢病,它是代谢综合征的一部分,可伴发多种疾病包括肿瘤等,故肥胖也是肾癌发病的危险因素。

(4)在医源性因素方面。比如长期血液透析、长期服用解热镇痛药物及抗高血压药物治疗等。研究发现,高血压患者可能更容易发生肾癌,其中高血压患者服用噻嗪类利尿剂是肾癌发生的潜在危险性因素。

(5)职业接触。从事金属(如镉)、化学、橡胶、石棉和印刷工业等产业工人发生肾癌相对危险度较高。

综上所述,烟草是唯一公认肾癌的环境危险因素。而其他危险因素的相对危险度有的还有待进一步验证,有的还没有确定特异性的致癌物。肾癌家族史是一个危险因素,特别是遗传性肾癌或家族性肾癌。

4. 什么是常见的遗传性或家族性肾癌？vHL 综合征相关肾癌的临床特点有哪些

根据研究有些肾癌与遗传密切相关,已被明确知晓的遗传性或家族性肾癌属于遗传性肿瘤综合征,估计仅有 4% 的肾癌病例是家族性的。遗传性肿瘤综合征包括:①vHL 综合征(von Hippel-Lindau syndrome);②遗传性乳头状肾细胞癌(hereditary papillary renal cell carcinoma, HPRCC);③遗传性平滑肌瘤病/肾细胞癌(hereditary leomyomatosis/renal cell carcinoma, HLRCC);④BHD 综合征(Birt-Hogg-Dubé syndrome);⑤结节性硬化症(tuberous sclerosis complex, TSC)。

这里重点介绍 vHL 综合征,它是一种罕见的常染色体显性遗传病,但它又是最常见的遗传性肾癌的病因,发病率为 1/36 000。主要表现为体内多发良性和恶性肿瘤,如肾囊肿、肾细胞癌、胰腺囊肿和癌、嗜铬细胞瘤、视网膜血管瘤、附睾囊腺瘤、脑干、小脑或脊髓血管瘤等。vHL 综合征发生肾癌者为 28%～45%,多为透明细胞癌,诊断时平均年龄 39 岁,常为双侧多病灶发病。vHL 综合征患者中 18％有嗜铬细胞瘤,也常为双侧性;视网膜血管瘤、小脑和脊髓血管母细胞瘤最为常见,占 60％,患者可发生失明、脑出血、脑积水和颅内压增高等临床表现;胰腺肿瘤发生率为 46％;附睾囊腺瘤发生率为 7％～10％。

vHL 综合征相关肾癌临床特点:①患病年龄以中、青年居多,发病年龄早,多在 20～50 岁,有或无家族史;②肾肿瘤常为双侧、多病灶,影像学上具有肾癌的特点;③其他表现,如肾癌合并中枢神经系统及视网膜血管母细胞瘤、胰腺囊肿或肿瘤、肾上腺嗜铬细胞瘤、附睾乳头状囊腺瘤、肾囊肿等;④检测证实存在相应的染色体和基因异常。在肾透明细胞癌中,发现并证实普遍存在 3 号染色体丢失的现象,且 vHL 肿瘤抑制基因位于染色体 3p25～26 位点上,该基因是重要的调控元件,它的突变或缺失与肾癌发生有关,还观察到它具有常染色体显性遗传特性。

要点

肾癌的发病情况和原因

◆ 肾癌占成人所有恶性肿瘤的 2％～3％,肾癌发病年龄可见于各年龄段,高发年龄 50～70 岁,20 岁以下者很少见,儿童罕见。

◆ 肾癌发病的确切原因尚不明确,其发病与遗传、吸烟、饮食、肥胖、高血压及某些抗高血压药物治疗等危险因素有关。

◆ vHL 综合征是一种罕见的遗传病,但它又是最常见的遗传性肾癌的病因。遗传性肾癌或家族性肾癌仅占肾癌总数的 2％～4％。大多数肾癌是非遗传性的,为散发性肾癌。

5. 肾癌会有什么症状和体征? 肾癌一定有血尿吗

肾癌发生早期,没有任何症状或产生一些不被人重视的症状,比如发热、高血压、肝功能异常和红细胞增多症等,这些表现缺乏特异性。既往认为这些表现是肾癌的肾外表现,如今认为这些表现和肾癌相伴发生,也被称为肾癌的"副瘤综合征"(见小贴士 1)。它很容易被忽视,常被当做其他疾病诊治。直至中晚期,由于肿瘤体积大,肿瘤侵犯肾纤维囊,甚至突破肾脂肪囊及肾筋膜,浸润周围组织,患者才会出现症状。典型的症状有血尿、腰腹部疼痛、腰部肿块等,多数患者仅出现上述症状的一项或者两项,而有些患者会出现肾癌的"副瘤综合征"。

因此,对中老年人出现上述的任何一项症状,尤其是无痛性全程肉眼血尿,常为首发症状,就是患者小便从开始到结束,尿液都呈现红色,常常不伴疼痛,需要引起重视,及时到医院就诊。

肾癌早期并不一定出现血尿。据统计,目前临床上无症状肾癌的比例逐年升高,约占总数的70%,可能与健康体检中B超检查对肾肿瘤的发现率日益增高有关。肾癌中晚期,一旦肿瘤侵犯肾集合系统(肾小盏、肾大盏、肾盂或输尿管),则会出现明显的肉眼血尿,但可能没有任何疼痛或者其他伴随症状。

6. 如何发现早期肾癌？超声检查可以筛查出小肾癌吗

如上所述,肾癌早期通常没有任何症状,至今肾癌也没有可借鉴的、可靠的血液或者尿液检查的肿瘤性指标,目前发现肾癌需要依靠医学影像技术如B超、CT、MRI等检查。腹部B超检查在肾癌的筛查中具有较高的临床价值,它不仅可以发现早期肾占位性病变(肿瘤),还能区分肿瘤的质地,是实性、囊性、还是囊实性,帮助鉴别肿瘤的性质。就实性肿瘤而言,常见的肾恶性肿瘤是肾癌,肾良性肿瘤如肾血管平滑肌脂肪瘤(亦称肾错构瘤)。B超检查显示肾癌为不均质的、中低回声的实质性肿块(图3),其优点是无创伤性,可重复检查,并可以发现比较小的肾肿瘤,比如直径2～3厘米,但对直径1厘米以下的肾肿瘤可能漏诊。目前,临床上的小肾癌病例(肿瘤局限于肾内,肿瘤最大径<4厘米)大多数都是由B超检查先发现的,然后再进一步进行肾超声造影、CT及MRI检查,主要用于明确诊断和鉴别诊断。PET-CT主要用于发现远处转移病灶以及对细胞因子治疗、分子靶向治疗或者化疗、放疗的疗效评价,但检查费用昂贵。

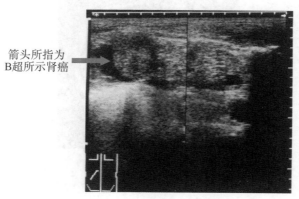

箭头所指为
B超所示肾癌

图3 B超检查所示肾癌

7. CT/MRI 是肾癌诊断的常规检查吗？是否需要进行肾穿刺活检来确诊

在健康体检中，当 B 超检查提示肾有肿块时，进一步做 CT 或 MRI 检查是必不可少的诊断步骤。腹部 CT 平扫加增强扫描不仅能正确分辨病变是囊性还是实质性，而且可以通过增强扫描测定病变组织的密度变化，以及动脉期和静脉期图像不同，区分肿块是良性肿瘤，还是恶性肿瘤，可以明确诊断是否为肾癌（图4），是否有癌的淋巴结转移、肾静脉和下腔静脉癌栓形成等。胸部 CT 扫描可以为肾癌患者提供有无肺的癌转移证据，以正确地进行临床分期。因此，目前 CT 被列为肾癌术前临床分期的主要依据，是一项重要的常规检查。

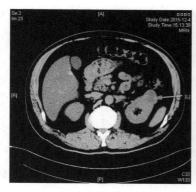
（A）左肾癌 CT 平扫

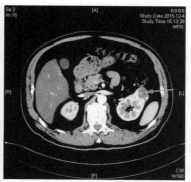
（B）左肾癌 CT 增强（动脉期）

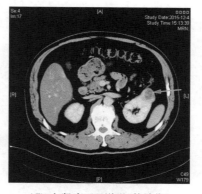
（C）左肾癌 CT 增强（静脉期）

图 4　CT 检查所示左肾癌（箭头所指）

MRI是继CT后的一种新的医学影像学检查技术,它的显像拥有良好的软组织对比,在肾癌的诊断中的应用逐步普及,对肾癌临床诊断的正确率可达到90%以上(图5)。MRI检查前患者须向医生报告身体有无金属植入物,去除身上所配戴的金属物品。早期妊娠妇女应避免行CT或MRI检查。

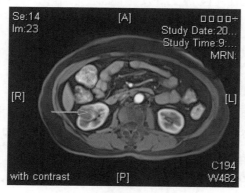

(A) 右肾癌 MRI(增强)

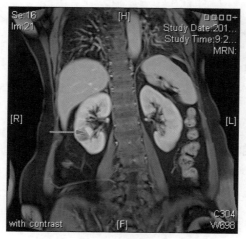

(B) 右肾癌 MRI(冠状面)

图 5　MRI 检查所示右肾癌(箭头所指)

　　肾癌的诊断主要依赖于CT或者MRI检查,肾穿刺活检对肾癌的诊断价值有限,很有可能由于标本量不够从而得不到预期的结果,且有发生肾出血的风险。因此,一般不推荐、不实施对肾肿块进行常规的穿刺活检。仅对年老体弱、有手术禁忌证的肾癌患者或不能手术的晚期肾癌而又需要全身治疗(如化疗、分子靶向药物)或其他治疗(如射频消融、冷冻消融等)的患者,治疗前为明确诊断,可选择肾穿刺活检获取病理诊断。当临床诊断难以判断良恶性病变,又有可能行肾切除时,在患者及家属知情同意下也可选择肾穿刺活检来明确诊断。穿刺在超声或者CT引导下进行。穿刺活检具有极高的特异性和敏感性,但是无法精准判断它的组织学分级,从而影响其诊断价值。常见并发症有包膜下血肿、肾周围血肿等。

🫘 8. ▌ 肾癌有哪些病理类型？最常见的是哪一类

　　肾癌的组织病理多种多样,根据肿瘤细胞起源及基因改变等特点制定的国际分类标准,肾癌的主要病理类型包括肾透明细胞癌、乳头状肾细胞癌(Ⅰ型和Ⅱ型)、肾嫌色细胞癌和未分类肾细胞癌4个分型。此外还有一些少见类型,如Bellini集合管癌和髓样癌、多房囊性肾细胞癌、Xp11易位性肾癌、神经母细胞瘤伴发的癌、黏液性管状及梭形细胞癌分型。其中以肾透明细胞癌为最常见,占60%～85%(图6)。

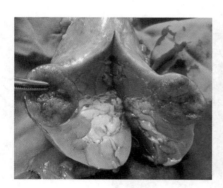
（A）大体剖面观

（B）显微镜下观(HE,×100)

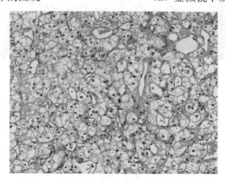
（C）显微镜下观(HE,×200)

图6　肾透明细胞癌的标本和病理切片

国内统计资料显示,肾透明细胞癌占 89.6%。肾透明细胞癌的病理特征:主要由肾小管上皮细胞发生,透明细胞为圆形或多边形,细胞质内含大量糖原、胆固醇脂和磷脂类物质,由于在病理切片制作过程中这些物质被溶解,细胞质在显微镜下呈现透明状,故得名透明细胞。除透明细胞外,还可见颗粒细胞、梭形细胞等。约半数肾癌同时有两种细胞,以梭形细胞为主的肿瘤比较少见,呈浸润性生长,具有很强的侵袭性及远处转移能力,预后差。肾嫌色细胞癌起源于集合管皮质部分,其预后好于肾透明细胞癌。

9. 如何区分肾癌的临床早期和晚期

临床上,将肿瘤局限在肾内,且没有局部区域淋巴结转移、没有向静脉内扩散形成癌栓和未累及邻近器官、无远处器官转移的肾癌称为"早期肾癌",又叫"局限性肾癌",临床分期为Ⅰ期、Ⅱ期。将肿瘤侵透肾筋膜,已经直接侵犯邻近脏器包括同侧肾上腺,有淋巴结转移,伴发肾静脉、下腔静脉癌栓,或有远处器官转移如肺转移肾癌称为"晚期肾癌",临床分期为Ⅳ期。而介于两者之间的为"局部进展性肾癌",包括有局部区域淋巴结转移、肿瘤侵犯肾周脂肪、肾窦脂肪,但未超过肾筋膜,或伴发肾静脉、下腔静脉癌栓,未累及邻近器官、无远处器官转移,临床分期为Ⅲ期,既往称为"局部晚期肾癌"(图7)。

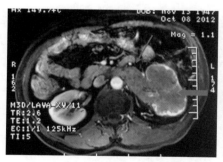

（粗箭头所示为左肾肿瘤,
细箭头所示为肾门淋巴结）

图7 晚期肾癌的 CT 表现

肾癌分期见表1和表2。

表 1　2010 年 AJCC 肾癌的 TNM 分期

分　期	标　准
原发肿瘤（T）	
TX	原发肿瘤无法评估
T0	无原发肿瘤的证据
T1	肿瘤局限于肾脏，最大径≤7 cm
T1a	肿瘤最大径≤4 cm
T1b	4 cm＜肿瘤最大径≤7 cm
T2	肿瘤局限于肾脏，最大径＞7 cm
T2a	7 cm＜肿瘤最大径≤10 cm
T2b	肿瘤局限于肾脏，最大径＞10 cm
T3	肿瘤侵及肾静脉或除同侧肾上腺外的肾周围组织，但未超过肾周围筋膜
T3a	肿瘤侵及肾静脉或侵及肾静脉分支的肾段静脉（含肌层的静脉）或侵犯肾周围脂肪和（或）肾窦脂肪（肾盂旁脂肪），但是未超过肾周围筋膜
T3b	肿瘤侵及横膈膜下的下腔静脉
T3c	肿瘤侵及横膈膜上的下腔静脉或侵及下腔静脉壁
T4	肿瘤侵透肾周筋膜，包括侵及邻近肿瘤的同侧肾上腺
区域淋巴结（N）	
NX	区域淋巴结无法评估
N0	没有区域淋巴结转移
N1	有区域淋巴结转移
远处转移（M）	
M0	无远处转移
M1	有远处转移

表 2　2010 年 AJCC 肾癌分期组合

分　期	肿瘤情况		
Ⅰ 期	T1	N0	M0
Ⅱ 期	T2	N0	M0

续 表

分期	肿瘤情况		
Ⅲ期	T3	N0 或 N1	M0
	T1，T2	N1	M0
Ⅳ期	T4	任何 N	M0
	任何 T	任何 N	M1

要点

肾癌的症状及诊断、病理、临床分期

◆ 早期肾癌没有任何症状，也不出现肾癌的"副瘤综合征"，很容易被忽视。中晚期肾癌典型的症状有血尿、腰痛和肿块，多数患者仅出现1～2项。

◆ B超检查可发现大多数临床小肾癌；CT扫描能正确分辨病变是囊性或实质性，区分是良性或恶性肿瘤。目前CT扫描被列为肾癌诊断的一项重要的常规检查。MRI扫描在肾癌诊断方面的应用逐步普及，正确率可达90%。一般不推荐、不实施对肾肿块进行肾穿刺活检。

◆ 肾癌的主要病理类型包括肾透明细胞癌、乳头状肾细胞癌（Ⅰ型和Ⅱ型）、肾嫌色细胞癌和未分类肾细胞癌等；此外还有一些少见类型，如肾集合管癌（Bellini 集合管癌）和髓样癌等。以肾透明细胞癌为最常见。

◆ 肿瘤局限在肾内，且没有局部区域淋巴结转移、没有静脉内扩散形成癌栓、未累及邻近器官和远处器官转移的肾癌称为"早期肾癌"；肿瘤侵透肾筋膜，已经直接侵犯邻近脏器包括同侧肾上腺，有淋巴结转移，伴发肾静脉、下腔静脉癌栓或有远处器官转移的肾癌称为"晚期肾癌"；而介于两者之间的为"局部进展性肾癌"。

🧠 **10.** 肾癌治疗首选是手术吗？有哪些手术方法

对于局限性和局部进展性肾癌，患者以外科手术为首选治疗方法。手术方法有根治性肾切除术（redical nephrectomy，RN）和保留肾单位术（nephron sparing surgery，NSS)两种,后者又称肾部分切除术。

根治性肾切除术是目前公认的可能治愈肾癌的方法,也是临床Ⅰ期(T1N0M0)不适合行肾部分切除术和临床Ⅱ期(T2N0M0)的肾癌患者首选治疗方法。经典的根治性肾切除范围包括肾筋膜、肾周脂肪、患肾、同侧肾上腺、髂血管分叉以上输尿管及区域淋巴结。如合并肾静脉或者下腔静脉内癌栓应同时取出。其中适当的病例实施保留同侧肾上腺。手术途径可以经腹腔或经腰。手术方式包括开放、腹腔镜、机器人辅助手术等。根治性肾切除术与其他手术一样,也有一定的并发症。它的病死率约为2%,局部复发率1%~2%。

肾部分切除术被认为是小肾癌的标准治疗方案。对于临床Ⅰ期,特别是肿瘤最大径≤4厘米的肾癌(T1aN0M0),肾部分切除术是首选治疗方法。当肾癌发生于孤立肾,或者患者为双侧肾肿瘤,或者根治手术后可能导致患者出现肾功能不全甚至尿毒症时,应选择行保留肾单位术,即肾部分切除术;当肾癌的对侧肾存在某些良性疾病如肾结石,或患者存在其他可能导致肾功能不全的疾病如糖尿病、高血压等,一般应推荐行肾部分切除术;或对侧肾功能正常,肿瘤局限于肾内,肿瘤直径≤4厘米,肿瘤单发并位于肾上极、下极或周边的无症状肾癌,也可选择行肾部分切除术。

根据医学上的长期观察和临床实践证明,保留肾单位手术即肾部分切除术是一种安全、有效、可行的手术方法,它已是一种较成熟的外科技术。与根治性肾切除术相比,它同样可以彻底切除肿瘤,而且为患者保留更多的肾单位,有益于患者的远期健康。手术方式可以采用开放性手术,也可以采用腹腔镜手术,而机器人辅助腹腔镜肾部分切除术具有更多的优势,将逐渐成为肾癌手术的主流。肾部分切除术后局部复发率0~10%,而肿瘤≤4厘米手术后局部复发率0~3%。肾部分切除术的病死率为1%~2%。

尽管如此,由于高龄患者或者存在严重并发症的患者肾部分切除术死亡风险比较高;另外,基于小肾癌的惰性生物学特性,主动监测和消融治疗(如射频、冷冻)成为这类患者治疗的新策略。研究结果显示,此治疗方案是可行且安全的(见第14问)。肿瘤体积较大,亦可以采取介入方法做肾动脉栓塞治疗。

🐡 11. ▊ 微创腹腔镜、机器人辅助手术治疗肾癌的优势是什么

无论是根治性肾切除,还是肾部分切除,都可以借助腹腔镜或机器人辅助来实施。此类手术具有微创外科手术的优势。

（1）切口小，损伤小。手术一般仅需 3～4 个小孔，皮肤切口每个约 1 厘米长，手术者在高清的、放大视野的电视屏幕引导下进行手术操作，包括切开、分离、止血、缝合等，腹腔内全部手术步骤与开放手术基本相同。然而，由于外科医生操作无须用手直接进入腹腔内，用几根"筷子"般的手术器械在小孔外进行操作，就可以留出体内更多的空间，并利用腹腔镜及视频的放大效应，使外科医生实际操作更加游刃有余。

特别是，达芬奇机器人辅助腹腔镜手术由外科医生操控机器人的控制台，借助机器人高清立体的"眼睛"，使得手术视野放大 10 倍；机器人的"手"有 4 条机械臂，一只"手"扶着镜头，其他 3 只"手"握着各种手术器械，这些"手"都经患者肚皮上的几个小孔进腹腔，每只"手"有 7 个自由度，能 540°转动腕部，比人手更加灵活。不

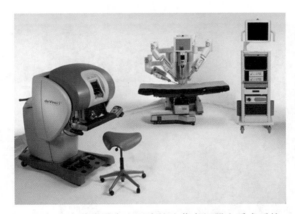

（A）复旦大学附属中山医院的达芬奇机器人手术系统

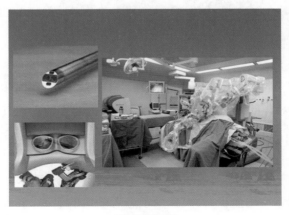

（B）视频系统

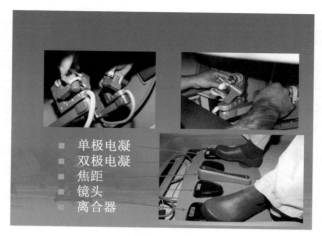

- 单极电凝
- 双极电凝
- 焦距
- 镜头
- 离合器

（C）外科医生操作系统

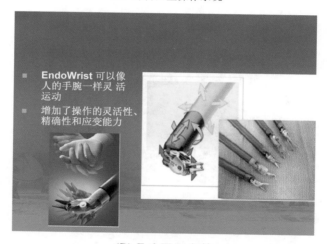

- **EndoWrist** 可以像人的手腕一样灵活运动
- 增加了操作的灵活性、精确性和应变能力

（D）EndoWrist 机械

图8　达芬奇机器人手术系统

仅如此，机器人还能自动滤除操作者手的不自主颤抖，实现同步、精准的各类手术操作（图8）。对肾部分切除而言，应用达芬奇机器人辅助尤其适合，可以更好地发挥机器人辅助的精细、精准的功能（包括分离、切除、缝合等）。（视频1）

（2）患者恢复快，住院天数短。由于手术视野清晰，手术操作灵活、精准，手术中出血少，大大减少了患者输血的概率，手术效果可以达到开放手术相同的效果，且并发症较少。由于手术

扫码观看视频
（视频1）

切口小,损伤小,切口愈合快,术后身体恢复明显快于开放手术,缩短了患者的住院天数,一般术后住院5～7天即可出院。

🧠 **12.** 肾癌手术后需要注意些什么? 如何进行术后康复与随访

肾癌患者手术成功只是治疗的第1步,术后康复亦是十分重要的治疗环节。

(1) 康复时间:早期肾癌患者一般为术后1～3个月,尤其是肾部分切除术后,患者需有足2周或以上的时间卧床休息,1个月内仅适合房间内生活和活动,1个月以后逐渐适应正常生活,3个月后视各人状况可参加不负重的工作。

(2) 有的患者肾肿瘤较大,虽已手术切除患肾及肿瘤,但仍然需要防止癌复发和转移,术后门诊随访是必不可少的。随访时间:一般第1次随访在术后1个月,第2次在术后3个月。术后2年内,每3个月1次。术后3～4年,每半年1次,从第5年开始每年1次。随访内容:了解肿瘤病理结果、切口愈合、身体恢复状况、腹部B超及肺部低剂量CT平扫检查等。

(3) 早期(局限性)肾癌手术后尚无标准辅助治疗方案,不推荐术后常规应用辅助性免疫治疗和放、化疗。对中晚期肾癌,视患者具体病情包括病理结果,由主治的医师决定是否需要辅助性免疫治疗、分子靶向治疗或局部放射治疗。其中免疫治疗有细胞因子治疗如重组人干扰素 α - 2b(IFN - α)、白细胞介素 - 2(IL - 2)等;分子靶向治疗如酪氨酸激酶抑制剂等。

(4) 改变生活方式,尤其是不吸烟、不去吸烟场所,调整饮食结构及避免肥胖,身体不超重。

(5) 如果康复期间出现其他疾病,如上呼吸道感染、高血压、糖尿病、消化不良等,应及时请相关专科医师诊疗。

(6) 如果康复需要,可由中医学辨证施治,采用扶正方法,提高机体自身的抗病能力。

🧠 **13.** 肾癌会扩散转移吗? 癌细胞最常见的去向是哪里? 肾癌肺转移能治疗吗

肾癌与其他的恶性肿瘤一样,晚期肾癌当然也会扩散、转移。肾癌扩散、转移的途径包括局部浸润、淋巴结转移和血行转移。

局部浸润是指肿瘤直接侵犯肾周组织,如腹膜后的肌肉、横膈及邻近的脏器。淋巴转移最常见于肾门、腹膜后的淋巴结。而血行转移最常见的器官依次是肺、骨、肝、肾上腺、皮肤和脑等;血管内癌栓如肾静脉、下腔静脉癌栓也是较常见的(图9),少数患者可发生多脏器转移。晚期肾癌出现肺转移,比较常见(图10)。即便如此,目前已有较好的治疗方法。当肺转移仅为单个病灶,且没有其他部位的转移时,在患者身体允许的条件下可以进行原发病肾的切除和肺部转移病灶的局部切除手术。当肺转移为多个病灶或伴随其他部位转移时,不宜对转移病灶进行手术治疗,对这样的患者,以前一般采用大剂量干扰素-α或白细胞介素-2为主的免疫治疗,但有效率一般不超过20%。近些年,采用新型分子靶向药物如酪氨酸激酶抑制剂治疗,晚期肾癌(主要是肾透明细胞癌)的治疗有效率上升到70%以上,使很多肾癌肺转移患者获得了长期带瘤生存的机会。

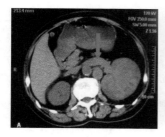 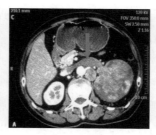 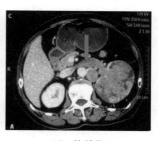

（A）平扫　　　　　　　　（B）动脉期　　　　　　　　（C）静脉期

图9　左肾癌伴肾静脉癌栓形成(箭头所指)

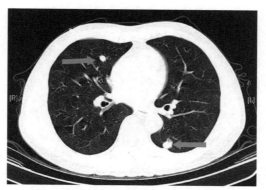

肾癌肺转移患者,可见肺部多发结节,为转移病灶
(箭头所指)

图10　肾癌肺转移 CT

> **要点**

肾癌的手术治疗、康复、转移

◆ 对于局限性肾癌和局部进展性肾癌,首选手术治疗。手术治疗有根治性肾切除和肾部分切除两种。手术途径可以经腹或经腰。手术方式采用开放、腹腔镜或机器人辅助腹腔镜手术。微创腹腔镜或机器人辅助腹腔镜手术,逐渐成为肾癌手术治疗的主流。肾部分切除术被认为是小肾癌的标准治疗方案。

◆ 肾癌术后康复亦是治疗的重要环节:①早期肾癌康复时间一般为术后1～3个月;②肿瘤较大者,手术后须防止癌复发和转移,门诊随访是必不可少的;③早期肾癌手术后尚无标准辅助治疗方案,中晚期肾癌视患者病情决定是否需要行辅助性免疫治疗、分子靶向药物治疗或局部放射治疗;④改变生活方式,调整饮食结构和避免肥胖;⑤及时诊治康复期间出现的其他病证;⑥中医学辨证施治,采用扶正方法。

◆ 肾癌扩散转移的途径包括局部浸润、淋巴结转移和血行转移,其中血行转移最常见的器官依次是肺、骨、肝、肾上腺、皮肤和脑等。肾静脉、下腔静脉发生癌栓也是较常见的。

14. 放疗、化疗及其他能量治疗对肾癌有效吗

临床观察发现,放、化疗对肾癌治疗的效果有限,有效率较低,仅用于不宜手术,或者手术后有少量肿瘤残留或转移者。对这样的患者,临床上有采用大剂量干扰素-α或白细胞介素-2为主的免疫治疗,但有效率一般不超过20%。对转移性肾癌有用化疗和放疗,姑息性放疗对于骨转移、局部肿瘤复发、区域或远处淋巴结转移的患者,部分患者可以达到缓解疼痛、改善生存质量的效果。近些年,分子靶向药物如酪氨酸激酶抑制剂的使用比较普遍,它大大提高了转移性肾癌患者的治疗效果,其疗效远优于放疗和化疗。

至今,对局限性肾癌手术后尚无标准辅助放、化疗方案,手术后的放、化疗不能减少转移率,不推荐术后常规应用辅助性放、化疗。在临床上曾采用干扰素-α、白细胞介素-2的细胞因子治疗以预防肿瘤转移。

高强度聚焦超声(high-intensity focused ultrasound,HIFU)、射频消融

（radio-frequency ablation，RFA）、冷冻消融（cryoablation，CA）属于新能量治疗，治疗肾癌处于临床研究阶段，远期疗效尚不能确定，故应严格按照适应证慎重选择。适应证：不适合外科手术者、需要尽可能保留肾单位功能者、有全身麻醉禁忌者、肾功能不全者、有低侵袭治疗要求者。多数研究认为适合肿瘤直径＜4厘米的、位于肾周边的肾癌。

15. 肾癌免疫治疗的疗效如何

免疫治疗曾是20世纪90年代晚期肾癌的一线治疗方法，是指晚期肾癌在无法手术切除的情况下，使用中、高剂量干扰素-α或白细胞介素-2等药物进行治疗，其有效率仅为15％～20％，且有一定的不良反应。大多数晚期肾癌患者不能获得满意的治疗效果。尽管如此，肾癌的免疫治疗仍在进一步深入地研究。研究显示，干扰素-α联合白细胞介素-2可以使得转移性肾癌治疗效果提高。近年，新型肿瘤免疫治疗药物中免疫检查点抑制剂（如PD-1/PD-L1抑制剂）在临床上已有部分患者应用，能使中高危转移性肾透明细胞癌患者生存获益，这为晚期肾癌的治疗带来了新的希望。

16. 什么是转移性肾癌的分子靶向药物治疗？常用药物有哪几种，各有什么特点

前面已提到转移性肾癌的分子靶向药物治疗，它是使用特殊的化学合成药物，对晚期肾癌发生、发展过程中的特定分子靶点进行治疗，以抑制肿瘤细胞增殖和肿瘤新生血管生成，从而达到治疗肿瘤的目的。分子靶向药物治疗目前已经成为晚期肾癌（主要是肾透明细胞癌）治疗的标准手段。该药物对于肾癌根治性手术后的患者，尚无明确依据可以预防肿瘤复发，而对于不能手术切除的晚期肾癌患者，可有效地缩小瘤体和转移病灶。多靶点靶向治疗药物如酪氨酸激酶抑制剂比较于以往传统的免疫治疗，疗效更好，不良反应相对较少，患者的生存时间得到明显延长，生活质量改善显著。其不良反应包括手足皮肤反应、胃肠道反应和血液学不良反应等。患者一旦出现上述症状，应及时与指定随访医生联系，减少或停用药物，并处理不良反应（见第17问）。

目前，国内已经上市的分子靶向药物包括舒尼替尼、索拉非尼、培唑帕尼、阿

昔替尼和依维莫司。舒尼替尼、培唑帕尼和索拉非尼都是小分子多靶点酪氨酸激酶抑制剂,有抑制肿瘤细胞增殖和肿瘤血管生成的双重作用,用于晚期肾癌的一线治疗。目前,舒尼替尼或培唑帕尼仍然是低危转移性肾癌患者的首选药物。阿昔替尼是一种新一代的小分子多靶点酪氨酸激酶抑制剂,相对于一线靶向治疗药物,它对靶点的特异性更高,抑制作用更强;而依维莫司则是另一种新型的治疗晚期肾癌的靶向治疗药物,除了可以直接抑制肿瘤细胞增殖和肿瘤新生血管生成外,还可以抑制肿瘤细胞的营养供应,从而达到治疗晚期肾癌的目的。阿昔替尼和依维莫司主要用于一线靶向药物治疗失败后晚期肾癌病人的二线靶向治疗。

17. 分子靶向药物治疗过程中有什么不良反应?应该如何随访和处理

分子靶向药物的药物不良反应包括手足皮肤反应(图 11)、腹泻、皮疹、肝功能损害、高血压和血液学反应等。大多数靶向药物的不良反应都是轻度的、可逆的,通过及时的对症处理和药物剂量的调整,可以及时缓解不良反应,保证治疗的顺利进行。

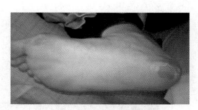

图 11 手足皮肤反应

晚期肾癌患者在分子靶向治疗过程中,应定期去指定的随访医生那里随访。一般来说,每个治疗周期随访一次(索拉非尼、依维莫司每个周期为 4 周,舒尼替尼每个周期为 6 周)。随访包括治疗安全性评估、疗效评估,并根据评估结果开具下一个疗程的药物处方。具体的评估项目由指定随访医生决定。若在用药过程中出现突发状况,因及时联系随访医生,以保证患者获得及时的诊治。

18. 肾占位都是肾癌吗?肾盂癌和肾癌有关联吗?有没有肾良性肿瘤

一般来说,B超检查报告肾占位,是指肾实质部位患肿瘤,大多数为恶性肿瘤如肾癌,也有少数为良性肿瘤如肾囊肿、肾血管平滑肌脂肪瘤等(放在后面叙述),另外有肾集合系统(如肾盏、肾盂)发生肿瘤,进一步明确诊断需要 CT 或 MRI 检查证实。

肾癌和肾盂癌是发生在肾两个不同部位的恶性肿瘤,其组织学结构也是完全不相同的,就是说,病理组织类型是不相同的。肾癌的肿块长在肾实质内,从肾小管上皮细胞发生;肾盂癌的肿块长在属于肾集合系统的肾盂,由尿路上皮细胞发生。肾癌的组织病理多种多样,透明细胞癌是其主要的类型,而肾盂癌是以尿路上皮乳头状瘤或癌为多见,或可有鳞状细胞癌、腺癌等类型。引起肾癌和肾盂癌的危险因素是不相同的。肾盂癌与膀胱癌的组织病理相同,由尿路上皮细胞发生,故引起膀胱癌的危险因素亦可引起肾盂癌。此外,临床上在长期患肾结石的患者中,尤其是铸型(鹿角形)结石,肾盂鳞状细胞癌发病率较高,可能与局部受到结石和炎症的慢性刺激有关。由此可见,虽然在解剖结构上肾实质与集合系统的肾盂、肾盏关系很密切,肾癌向内侵犯肾盂,或肾盂癌穿透肾盂壁浸润到肾实质,这样的肿瘤扩散都可能发生,然而它们的肿瘤病理组织类型却没有改变,与原发部位相一致,就是说,肾癌与肾盂癌的"根"不相同。所以,尽管两者解剖位置较密切,肾癌和肾盂癌还是两种完全不相同的肿瘤,没有任何关联。

这里再说肾良性肿瘤,其较多见的为肾囊肿(图 12)、肾血管平滑肌脂肪瘤(亦称肾错构瘤)(图 13)、肾嗜酸细胞瘤等。

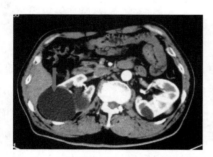　　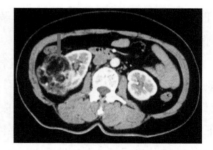

图 12　右肾囊肿 CT 成像(箭头所指)　　图 13　右肾错构瘤 CT 成像(箭头所指)

良性肾囊肿是单纯性囊肿,是最常见的肾良性病变,绝大多数为非遗传性疾病。肾囊肿多为单个,也可多个,甚至可双侧。男性比较多见,男女比例约为 2:1。发病随年龄增长而增加,50 岁以上人群超过一半可以发现有肾囊肿。早期一般无明显症状,常在体检时发现。大的肾囊肿可表现腰、背部位不适或疼痛。B 超、CT 检查有助于诊断和鉴别诊断。腹腔镜下手术或者超声引导下经皮穿刺引流并以 95%乙醇硬化是常常被选用的治疗方法。

随着医学影像学的发展,肾血管平滑肌脂肪瘤已很常见,它可以是单独的疾病，也可以是结节性硬化症(TSC)的一种表现。有报告约 50% 诊断肾血管平滑肌脂肪瘤的患者有结节性硬化症，是一种常染色体显性遗传性疾病，并有家族发病的倾向，特征性表现为大脑发育不良、癫痫、面颊部皮脂腺腺瘤。肾血管平滑肌脂肪瘤也可以发生在脑、眼、心、肺和骨。我国肾血管平滑肌脂肪瘤患者合并结节性硬化症比较少见。肾血管平滑肌脂肪瘤可以发生在双肾、多病灶，80% 为女性，平均发病年龄为 30 岁，多在 40 岁以后出现症状。目前，临床上见到的病例往往为体检发现，症状不明显。大的肾血管平滑肌脂肪瘤由于压迫胃肠引起消化道症状，肿瘤内部出血所致局部疼痛；若发生肿瘤突然破裂，则出现大出血、休克、急性腹痛、腹部有肿物，必须立即急症手术切除或者介入性肾动脉栓塞。可见，结节性硬化症伴肾血管平滑肌脂肪瘤的主要特点是双侧病变、多发、肾结构改变，极易导致出血和肾功能损害，这些与散发的肾血管平滑肌脂肪瘤不相同。肾血管平滑肌脂肪瘤的诊断主要依靠影像学检查包括 B 超、CT、MRI 检查。结节性硬化症伴肾血管平滑肌脂肪瘤的治疗包括观察等待、药物治疗、选择性肾动脉栓塞和手术等。其中，观察等待是肿瘤直径 <3 厘米、无明显不适症状的未成年患者的首选方式。药物治疗采用口服 mTOR 抑制剂(如依维莫司)，需要遵照医嘱及定期随访、监测。

19. 肾盂癌与肾癌的手术治疗方式有什么不同

前面说到肾盂癌与肾癌的肿瘤生物学特性各不相同，所以需要采取完全不同的手术方式。肾癌采用患侧肾的根治性切除术或者保留肾单位手术(又称肾部分切除术)，而肾盂癌则采用患侧的肾输尿管全切除术。切除范围：前者根治性肾切除术包括肾、肾周脂肪及肾筋膜、同侧肾上腺、髂血管分叉以上输尿管及区域淋巴结，如合并肾静脉或下腔静脉内癌栓应予以取出，而肾部分切除术则围绕肿瘤切除部分肾组织；后者包括患侧肾、全长输尿管和输尿管膀胱入口处的部分膀胱壁的袖套状切除，相比根治性肾切除术的手术范围更大。

20. 怎样预防肾癌

由于大多数肾癌为散发性，是非遗传因素引起的，其发生、发展受环境因素的影响较大。预防肾癌与治理空气、水、土壤等污染，保护好生态环境密切相关，要建立个人健康的生活方式,要求如下。

(1) 不吸烟。大力宣传烟草有害人类健康,使社会公众把禁止吸烟作为自觉保护自身和他人健康的行为。肾癌病人手术后必须戒烟,并远离烟草暴露场所,以防止癌复发。

(2) 调整饮食结构。日常饮食中主食粗细搭配,菜肴荤素兼有,宜少盐清淡,多吃水果和蔬菜,减少高动物脂肪、高蛋白质食物的摄入量。

(3) 合理使用药物。比如高血压患者应听从医嘱,积极防治高血压,同时须合理使用抗高血压药物。

(4) 增加运动,控制体重(图 14)。体重减少 5%～10% 可以显著降低肥胖引起相关疾病的发病危险。肥胖也是肾癌发病的风险因素。肥胖者可以参加能量消耗大的健身运动,或参加低强度持续时间较长的运动,如步行、体操、游泳、骑车、球类和跳绳等。增加运动应因人、因地制宜。同时,饮食宜低脂、低碳水化合物和低热量。

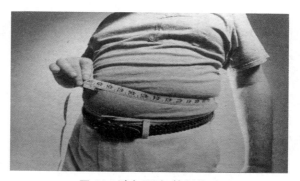

图 14   避免肥胖,控制体重

我国成人的体质指数(BMI)标准:18.5～23.9 为正常,24～27.9 为超重,超过 28 为肥胖。计算公式:体质指数(BMI)=体重(千克)/身高(米)^2。

(5) 保持乐观的情绪及平和的心态。

要点

肾癌的非手术治疗和预防

◆ 放疗、化疗对肾癌治疗的效果有限,而免疫治疗有细胞因子治疗(如干扰素-α、白细胞介素-2 等),其有效率仅为 15%～20%,且有一定的不良反应。对于转移性肾癌,以分子靶向药物为治疗的标准手段,其主要药物是小分子多靶点酪氨酸激酶抑制剂。其不良反应包括手足皮肤反应、胃肠道和血液学反应。

◆ 大多数肾癌是非遗传因素引起的,其发生、发展受环境因素的影响较大,预防肾癌主要是减少污染、保护环境和建立个人健康的生活方式,其中不吸烟和避免肥胖尤为重要。

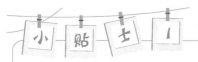

什么是肾癌的副瘤综合征

"副瘤综合征"是指发生于肿瘤原发病灶和转移病灶之外由肿瘤引起的综合征。换言之,这些综合征和肿瘤相伴发生,此词源于英文 paraneoplastic syndromes,PNS。著名肿瘤放射学专家蒋国梁教授把它意译为肿瘤伴发综合征。此类综合征在肾癌既往曾被称为"肾癌的肾外表现",包括高血压、贫血、体重减轻、恶病质、发热、红细胞增多症、肝功能异常、高钙血症、高血糖、红细胞沉降率(血沉)增快、神经肌肉病变、淀粉样变性、溢乳症和凝血机制异常等。另外,转移性肾癌患者也可表现肿瘤转移灶所致的骨痛、骨折、咳嗽和咯血等症状。在临床上有 $10\%\sim40\%$ 的肾癌患者会有副瘤综合征。

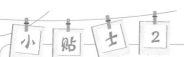

什么是高强度聚焦超声治疗

高强度聚焦超声治疗是从 20 世纪 90 年代逐步发展起来的一种治疗实体肿瘤的有效方法。工作原理:超声发射源在定位系统引导下,通过体外定向聚焦,将焦点对准肿瘤部位,用热效应在焦点瞬间产生 $70\sim100℃$ 的高温,精准地破坏深部肿瘤组织而不损伤聚焦区域外的正常组织,从而达到不开刀切除肿瘤的目的。目前,已经有大量的基础和临床资料证实了高强度聚焦超声的可靠性、安全性和有效性,可以用于不适合手术或不愿意手术的小肾癌患者的治疗。

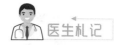

转移性肾癌也有救

老李,男,70岁,是一名退休老师。2010年初,他参加单位例行的健康体检,结果却让人大吃一惊:医生说他的右肾上有一个直径约5厘米的肿块,肝上也有好几个结节,可能患上右肾癌伴肝转移。

老李和他的家人都很着急,他们从网上了解到有关肾癌治疗的信息,去了复旦大学附属中山医院泌尿外科诊治。医生很快就安排他住院,并进行了右肾根治性切除术。手术很成功,术后病理报告为右肾透明细胞癌,分化Ⅱ～Ⅲ级,伴后腹膜多发淋巴结转移。术后1周,老李就顺利出院了。但是,出院时医生告诉老李,手术只是根治性切除右肾的肿瘤,肝上的转移病灶只能靠后续的分子靶向药物治疗。

起初,老李很担心自己能否坚持药物治疗,因为已经70岁了,而且听说靶向药物治疗有不良反应。不过,在家人的悉心照料和鼓励下,术后1个月,他来到中山医院泌尿外科肾癌随访门诊,医生开始采用针对肾癌转移病灶的靶向药物治疗,口服苹果酸舒尼替尼,剂量是每次50毫克,每天1次,用药4周,停药2周。老李术后体力恢复比较好,克服了不少药物不良反应,如手足皮肤反应、恶心、呕吐等。到术后3个月时,老李进行了第1次复查,结果发现手术部位很干净,肝上的转移灶也停止增大了。老李听了很开心,继续口服苹果酸舒尼替尼。虽然目前靶向药物的价格较贵,但在用药3个周期后,他申请的慈善赠药获得了批准,老李从此可以长期免费使用靶向药物治疗。以后每隔6周,老李就会到肾癌随访门诊,一方面随访病情,反映药物的疗效和不良反应;另一方面再开下一疗程的药。主治医生对药物不良反应的管理很有经验,所以老李觉得吃药也没别人说的那么可怕,完全消除了他服药前的担心。

术后1年,CT复查时说肝上有个肿块稍有增大,主治医生让老李到放射介入科进行了2次介入治疗,治疗效果非常明显,肝上的转移病灶稳定。于是,老李继续进行靶向药物治疗。

术后2年,有一天晚上,老李突然大口呕血,子女们慌忙把他送到了中山医院急诊消化内科进行抢救,经输血、止血治疗20多天后,终于挽回了生命。住院期间,泌尿外科的主治医生也来看望老李,为他调整了靶向药物治疗的方案,并鼓励他配合消化内科的医生进行治疗。

　　一转眼,老李手术和吃药已经超过 5 年了,虽然治疗过程历经坎坷,但他都挺了过来。现在,老李和儿孙们生活在一起,感觉真的很好。而主治医生对他说:"还要为他争取下一个 5 年。"

第二章　膀　胱　癌

🐝 21. ▌膀胱的组织结构是什么样的？有什么功能

膀胱位于人体的小骨盆腔的前部，它是一个囊状肌性器官，由膀胱壁围成。膀胱壁由外层相对较厚的肌肉和内层较薄的黏膜上皮组成。最内层为尿路上皮，直接与尿液接触，包含数层细胞，亦称为移行上皮；其外为黏膜固有层，包含血管和结缔组织，分隔表浅的尿路上皮层和深部的膀胱肌层。膀胱的肌层又分为浅肌层和深肌层。膀胱壁的最外层为浆膜层和脂肪。膀胱壁的肌肉是平滑肌，又称膀胱逼尿肌。膀胱逼尿肌和内在的神经纤维被黏膜上皮保护而不暴露在尿液中，膀胱黏膜上皮起到屏障、转运和神经信号传导作用。（图 15）

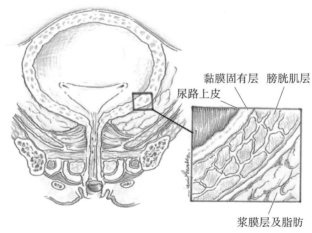

尿路上皮　黏膜固有层　膀胱肌层

浆膜层及脂肪

图 15　膀胱的组织结构示意图

由肾产生的尿液先储存在肾盂，肾盂定期收缩，将尿液经狭小、壁薄的输尿管管腔排至膀胱。正常情况下膀胱充盈时呈球形，空虚时呈近似三棱锥形体，成人膀胱可以容纳 350～500 毫升尿液,当接收到来自大脑和脊髓的中枢"信息"时,膀胱收缩,排出存储的尿液。所以,膀胱最重要的功能是储存足够量的尿液和周期性的排尿。

22.　膀胱癌在我国是常见的肿瘤吗

肿瘤发病率是指每年每 10 万人中新发病例数。全国肿瘤登记的统计资料显示 2013 年膀胱癌新发病例为 7.44 万例,发病率为 5.46/10 万,占所有肿瘤新发病例的 2.02%,居恶性肿瘤发病第 16 位。按性别统计,男性 5.86 万例,女性 1.58 万例,男性是女性的 3.7 倍。城市地区膀胱癌发病率(6.47/10 万)是农村人口膀胱癌发病率(4.30/10 万)的 1.5 倍。无论是男性还是女性,膀胱癌发病率均随着年龄的增加呈先升高后降低的趋势,30 岁前膀胱癌发病率很低,30 岁以后发病率迅速升高,80 岁以后有所降低。无论是城市还是农村,男性发病率均明显高于女性,城市人口男女性差异更明显。2013 年,全国膀胱癌病死率为 2.16/10 万,占所有肿瘤死亡病例的 1.32%。城市地区膀胱癌病死率高于农村,男性明显高于女性。

中国人群平均膀胱癌发病率、病死率低于世界平均水平,发病率和病死率居于发达国家和不发达国家之间。从 2012 年世界膀胱癌发病率水平来看,欧洲、北美等发达国家是中国的 3～4 倍,中国膀胱癌发病率略高于日本、韩国等其他亚洲国家。2013 年,男性膀胱癌发病率远高于女性,男性是女性的 3.7 倍;男性膀胱癌居恶性肿瘤发病的第 7 位,女性在第 17 位。上海市疾病预防控制中心报告,统计 2013 年上海市恶性肿瘤发病率,其中男性膀胱癌发病率为 16.80/10 万,居所有恶性肿瘤发病的第 9 位;女性为 4.37/10 万,在第 10 位以后。以上统计资料表明膀胱癌在我国是常见的泌尿系统恶性肿瘤,膀胱癌发病率高于肾癌及其他泌尿系统恶性肿瘤。

23.　为什么会患膀胱癌？有哪些危险因素

引起膀胱癌的病因很多,有内在的遗传因素,也有外在的环境因素。与发病相关的危险因素如下。

(1)吸烟。这是膀胱癌最为肯定的致癌因素,30%～50% 的膀胱癌与吸烟有关。吸烟致癌可能与香烟中含有多种芳香胺的衍生物有关。吸烟产生的烟雾

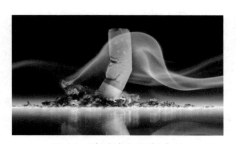

图 16　膀胱癌与吸烟有关

中存在有亚硝胺、2-萘胺、4-氨基联苯，可以使尿液中色氨酸代谢物质增加，从而导致膀胱癌的发生。吸烟可使膀胱癌的风险率增加 4 倍。吸烟量越大，吸烟史越长，发生膀胱癌的风险性也越大，并无性别差异。有报道在长期吸烟的家庭中，其配偶的发病危险增加。在临床上膀胱癌患者有长期吸烟史者屡见不鲜（图 16）。

（2）职业因素。长期接触某些工业化学产品如染料、纺织、皮革、橡胶、塑料、油漆、印刷、杀虫剂生产等的职业人员，发生膀胱癌的危险性显著增加，约 20% 的膀胱癌是由职业因素引起的，其发病潜伏期可以达 30～50 年，才会出现临床症状。但是，这也可能与剂量累积有关，如果暴露剂量过大且过于集中，发病潜伏期会明显缩短。

（3）慢性感染与异物。细菌、血吸虫、人乳头瘤病毒感染及膀胱结石等长期刺激会增加发生膀胱癌的风险。

（4）某些药物。长期大量服用镇痛药非那西丁（10 年以上）、应用化疗药物环磷酰胺（潜伏期 6～13 年）与患者发生膀胱癌风险上升有关。

（5）遗传。有膀胱癌家族史者发生此病的风险明显增加，遗传性视网膜母细胞瘤患者的膀胱癌发病率也明显增高。据统计，若直系亲属中有罹患膀胱癌者，则其患膀胱癌的风险度至少增加 2 倍以上。近年来，随着基因检测的逐步应用，与膀胱癌家族史相关的病例被陆续发现并报道。

（6）饮酒及某些食物。研究显示，饮酒者的膀胱癌发病率是不饮酒者的 2.53 倍。大量摄入含高动物脂肪、胆固醇类食物、油煎食物和红肉，长期饮用砷含量高的水和氯消毒水、咖啡、人造甜味剂，可能增加膀胱癌的发病风险。其中，如果能够控制吸烟、咖啡并不增加患病风险。

（7）盆腔放疗、染发等。

要点

膀胱癌的发病率及发病危险因素

◆ 在我国，膀胱癌男性发病率位居所有恶性肿瘤的第 7 位，女性在第 10 位以后，膀胱癌发病率高于肾癌及其他泌尿系统肿瘤。

◆与膀胱癌发病相关的危险因素:①吸烟;②长期接触某些化学物质;③慢性感染与异物;④某些药物,有镇痛剂(如非那西丁)及化疗药物(如环磷酰胺);⑤遗传;⑥饮酒及某些食物如大量摄入高动物脂肪、胆固醇类食物,油煎食物和红肉;⑦长期饮用砷含量高的水和氯消毒水、咖啡、人造甜味剂;⑧盆腔放疗,染发等。

24. 膀胱癌有哪几种病理类型

被覆尿路的上皮统称为尿路上皮,前面第21问提及膀胱最内层为尿路上皮。膀胱癌的病理类型有常见的尿路上皮癌(移行细胞癌)(图17)、鳞状细胞癌(简称鳞癌)(图18)和腺细胞癌(简称腺癌)(图19),还有较少见的小细胞癌、混合型癌、癌肉瘤及转移性癌等。其中,尿路上皮癌占膀胱癌的90%以上;鳞癌占膀胱癌的3%～7%;腺癌占膀胱癌的比例<2%。

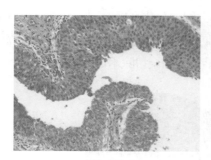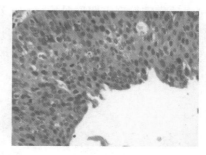

(A)×40　　　(B)×200

图17 膀胱尿路上皮癌显微镜所见

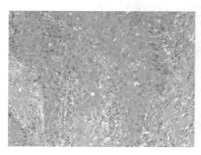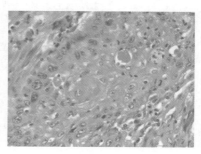

(A)×40　　　(B)×200

图18 膀胱鳞癌显微镜所见

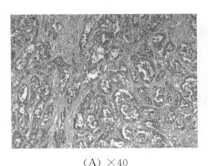
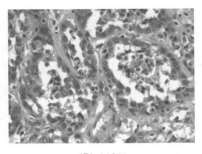

（A）×40　　　　　　　　　　　　（B）×200

图 19　膀胱腺癌显微镜所见

25.　什么是膀胱原位癌

膀胱原位癌（CIS）是局限于尿路上皮层内扁平状的高度恶性肿瘤，通常表现为天鹅绒状膀胱黏膜红斑（图20）。未经治疗的膀胱原位癌40%～83%的患者将发展为肌层浸润性肿瘤。在有膀胱原位癌并行膀胱切除术的患者中，有多达20%的病例术后病理发现有肌层肿瘤浸润。部分细胞分化良好，长期无进展，可行卡介苗（BCG）膀胱灌注免疫治疗（见第38问），同时应密切随访；细胞分化不良，癌已有肌层浸润并出现临床膀胱刺激症状，应及早行膀胱全切除术（见第33问）。

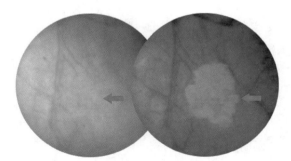

图 20　膀胱原位癌膀胱镜检查所见

（箭头所指为膀胱原位癌）

26.　如何区分膀胱癌的恶性程度

主要看肿瘤细胞分化程度，以分级表示，它与膀胱癌的复发和侵袭行为密切相关。1973 年,世界卫生组织(WHO)根据膀胱肿瘤细胞的分化程度将其分为乳头状瘤、尿路上皮癌Ⅰ级(分化良好,恶性程度较低)、尿路上皮癌Ⅱ级(中度分化,恶性程度中等)、尿路上皮癌Ⅲ级(分化不良,恶性程度较高)。为了更好地反映肿瘤的危险倾向,2004 年,WHO 又将膀胱尿路上皮肿瘤分为乳头状瘤、低度恶性潜能尿路上皮乳头状瘤、低级别乳头状尿路上皮癌(恶性程度较低)和高级别乳头状尿路上皮癌(恶性程度较高)。目前,国内越来越多使用 WHO2004 的分级标准(图 21)。

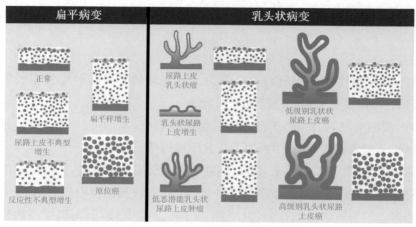

图 21　尿路上皮肿瘤病理分级示意图

27. 如何知道膀胱癌是早期还是晚期

主要看肿瘤的浸润深度和转移情况,浸润深度是肿瘤临床和病理分期的依据。根据癌浸润膀胱壁的深度,采用国际癌症病期分类,按照肿瘤(T)、淋巴(N)和转移(M)的 TNM 分期标准如下(图 22)。

Tis:原位癌(CIS)。

Ta:非浸润的乳头状癌。

T1:浸润黏膜固有层。

T2:浸润肌层,又分为 T2a 浸润浅肌层(肌层内 1/2),T2b 浸润深肌层(肌层外 1/2)。

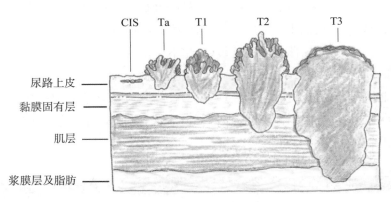

图 22　膀胱癌分期

T3：浸润膀胱周围脂肪组织，又分为 T3a 显微镜下发现肿瘤侵犯膀胱周围组织；T3b 肉眼可见肿瘤侵犯膀胱周围组织。

T4：浸润前列腺、精囊、子宫、阴道、盆壁和腹壁，其中 T4a 为肿瘤侵犯前列腺、精囊、子宫或阴道，T4b 为肿瘤侵犯盆壁或腹壁。

临床上，习惯将 Tis、Ta、和 T1 期肿瘤称为表浅性膀胱癌，又称为非肌层浸润性膀胱癌，一般属于早期肿瘤。其中未经治疗的膀胱原位癌(Tis)40％～83％的患者将发展为肌层浸润性肿瘤(见第 25 问)。而 T2 以上为肌层浸润性膀胱癌，其发生肿瘤扩散机会增加，肿瘤扩散方式有局部浸润、淋巴结转移、血行转移和种植转移。当肿瘤扩散、发生转移时，膀胱癌已是晚期。

28.　膀胱癌的扩散和转移有哪些途径

膀胱癌的扩散主要向膀胱壁内浸润，甚至累及膀胱外组织及邻近器官。淋巴是膀胱癌最主要的转移途径，多见转移到盆腔淋巴结，如闭孔、髂内、外及髂总血管的淋巴结群。癌浸润至膀胱周围者，多数已有远处淋巴结转移。血行转移见于晚期，主要转移至肝、肺、骨等处。高级别尿路上皮癌及特殊类型的尿路上皮肿瘤如腺癌、鳞癌、肉瘤样癌等，恶性程度较高，容易发生扩散和转移(图 23)。所以，临床上应十分重视，积极治疗，必要时尽早行全膀胱切除手术。

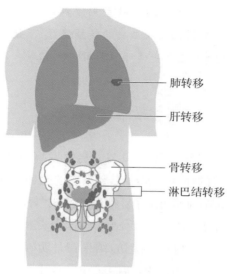

肺转移

肝转移

骨转移

淋巴结转移

图 23　膀胱癌扩散转移途径

要点

膀胱癌的病理分级、分期及肿瘤扩散转移

◆ 膀胱癌常见的病理类型:尿路上皮癌、鳞癌和腺癌,其中 90％以上为尿路上皮癌。

◆ 膀胱癌的恶性程度看肿瘤细胞的分化程度,以分级表示,它与膀胱癌的复发和侵袭行为密切相关。WHO 2004 的膀胱尿路上皮肿瘤的分级为:乳头状瘤、低度恶性潜能尿路上皮乳头状瘤、低级别乳头状尿路上皮癌、高级别乳头状尿路上皮癌。

◆ 膀胱癌的早、晚期看肿瘤的浸润深度和转移,采用 TNM 分期标准。临床上习惯将 Tis、Ta 和 T1 肿瘤称为表浅性膀胱癌,又称为非肌层浸润性膀胱癌,一般属于早期。而 T2 以上为肌层浸润性膀胱癌,其发生肿瘤扩散转移的机会增加,容易进入膀胱癌晚期。

◆ 膀胱原位癌(TIS):虽属非肌层浸润性膀胱癌,但分化差,恶性程度高,40％～83％发生肌层浸润,并且是复发进展的危险因素。

◆ 膀胱癌的扩散主要向膀胱壁内浸润,甚至累及膀胱外组织及邻近器官。淋巴结是膀胱癌最主要的转移途径,多见转移到盆腔淋巴结。血行转移见于晚期,主要转移部位为肝、肺、骨等。

29. 膀胱癌会出现哪些临床表现

膀胱癌发病年龄大多数为 50～70 岁。男性发病明显高于女性。血尿是膀胱癌最常见和最早出现的症状。大约 85% 患者的临床表现有间歇性肉眼血尿,常见肉眼血尿可自行减轻或停止,容易给患者造成"好转"或"治愈"的错觉而贻误治疗。临床上遇到患者初次血尿后,由于口服消炎药而肉眼血尿"好转",于是认为治疗有效,不做进一步检查及随访,结果错过明确诊断和正确治疗的时机。在平常的诊疗中这种情况屡见不鲜,后果严重,不可小觑。其实,在确诊时超过 70% 患者依然存在镜下血尿。有时尿频、尿急、尿痛的膀胱刺激症状为首发表现,是膀胱癌另一常见症状,多数为膀胱癌的晚期表现,由肿瘤坏死、溃疡或并发感染引起。有时膀胱刺激症状也与广泛膀胱原位癌及浸润性膀胱癌有关。有时尿液内混有"腐肉样"坏死组织排出;少数因膀胱三角区及膀胱颈部肿瘤可梗阻膀胱出口,造成排尿困难,甚至尿潴留。

浸润性膀胱癌晚期,在下腹部耻骨上区可触及肿块,坚硬,排尿后不消退。其他症状还有输尿管梗阻引起上尿路扩张和积水,出现腰胁部疼痛、下肢水肿。极少数患者会出现肿瘤晚期疾病的症状,如体重下降、消瘦、腹痛或骨痛。

30. 血尿为什么是早期发现膀胱癌的"信号"

上一问题指出血尿是膀胱癌最常见和最早出现的症状,那么为什么它成为早期发现膀胱癌的"信号"呢？因为膀胱癌绝大多数发生在膀胱黏膜上皮,生长较快,容易出现黏膜表面破溃、出血。因此,膀胱癌最常见的症状是没有任何感觉的、间歇性的肉眼可以看到的血尿(图 24),这是膀胱癌独特的"信号",几乎每个膀胱癌患者都会出现,约 85% 的膀胱癌患者因此而就诊。

(1) 无痛性。在发生血尿时,患者无任何疼痛及其他不适症状,医学上称为无痛性血尿,这与肾、输尿管结石有血尿伴疼痛不同,也与膀胱炎所致的血尿伴尿频、尿急、尿痛不一样。但是,若癌肿坏死、溃疡和合并感染时,可出现尿频、尿急、尿痛等膀胱刺激症状。

(2)间歇性。血尿间歇出现,可自行停止或减轻,两次血尿可间隔数天或数月,甚至半年,容易造成血尿已治愈的错觉。因此,有无痛性血尿的患者,或长期未治愈的"膀胱炎"患者应尽早去医院,找泌尿外科专科医生就诊。专科医生会对患者进行 B 超、尿液细胞学检查、膀胱镜检查等。

(3)肉眼血尿。大多数患者的血尿为肉眼可见(图 24),少数患者可以没有肉眼血尿,仅表现为显微镜下血尿。有的患者肉眼血尿自行停止后也会有镜下血尿。

总之,为了早期发现膀胱癌,须关注血尿,特别是年龄在 60 岁左右的患者,如果有吸烟史或者其他明显的诱发膀胱癌的危险因素,建议对其尽早进行膀胱镜检查。

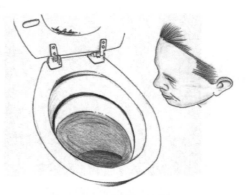

图 24　肉眼可见血尿

31. ▎膀胱癌是如何诊断的

(1)出现无痛性肉眼血尿,应警惕患泌尿系统肿瘤的可能,常见的泌尿系统恶性肿瘤是膀胱癌。

(2)在患者新鲜尿液分析检查中,显微镜每高倍视野红细胞＞3 个至满视野,均为血尿。

(3)B 超检查能发现不随体位移动的膀胱肿物(直径 0.5 厘米以上),可作为患者的最初筛查。

(4)尿液液基细胞学检查:通过新鲜尿液沉降收集脱落的尿路上皮,显微镜检查可以发现膀胱恶性肿瘤细胞。此项检查更适合于高级别的膀胱癌及原位癌的诊断,敏感性和特异性均比较高,但有 20% 假阴性,1%～12% 假阳性。尿标本中癌细胞数量少、不典型或退行性变细胞、泌尿系感染等原因会影响细胞学检查结果。若应用 DNA 特异性的荧光剂将尿液中脱落细胞染色体染色,由计算机自动测量染色体数量,即流式细胞分析技术,有助于减少干扰,提高准确率。

（5）膀胱镜检查：它是膀胱肿瘤诊断最可靠的方法。有以下作用：①可以直接观察到肿瘤的部位、大小、数目、形态、有蒂还是广基，初步估计肿瘤基底部浸润深度等。②可以发现肿瘤与输尿管口及膀胱颈的关系。③可以活检送病理检查，明确肿瘤的病理诊断。因此，所有怀疑膀胱癌的患者都应行膀胱镜检查（图25）。患者应消除恐惧心理，切不可拒检。目前，很多医院已开展软性膀胱镜检查，与硬性膀胱镜相比，具有创伤更小、视野无盲区、相对舒适等优点（见小贴士）。

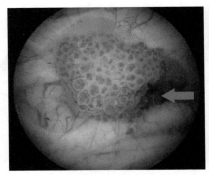
（A）乳头状膀胱尿路上皮癌

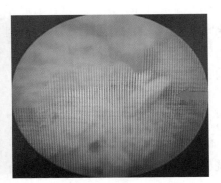
（B）多发乳头状膀胱尿路上皮癌

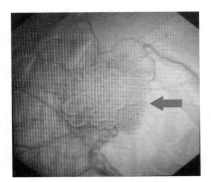
（C）浸润性膀胱尿路上皮癌

图25　膀胱尿路上皮肿瘤膀胱镜检查所见

（箭头所指为肿瘤）

（6）其他检查：静脉尿路造影（IVU）可发现肾盂、输尿管、膀胱有无肿瘤，以及肿瘤对上尿路的影响。CT和MRI扫描除发现有无肿瘤，还可以了解肿瘤浸润膀胱壁深度，以及转移肿大的淋巴结（图26）。膀胱双合诊检查可了解肿瘤大小、浸润的范围、深度及与盆壁的关系。

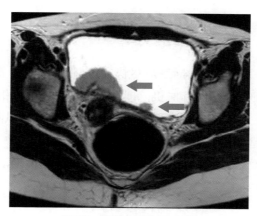

图 26　膀胱癌的 MRI 表现

（箭头所指为肿瘤）

要点

膀胱癌的主要症状及诊断

◆ 血尿是膀胱癌最常见的症状之一，大约 85％的患者表现为无痛性肉眼血尿，超过 70％的患者在确诊时依然存在镜下血尿，血尿往往是间歇性出现。

◆ 血尿是早期发现膀胱癌的信号，对于年龄在 50～70 岁的患者，如果有吸烟及其他明显的诱发因素，建议尽早进行膀胱镜检查。

◆ 尿频、尿急、尿痛等膀胱刺激症状是膀胱癌第 2 个常见症状，其常常与膀胱原位癌及浸润性膀胱癌有关。

◆ 细胞学检查有很高的特异性，但对于低级别的膀胱癌确诊率不高，对于高级别的膀胱癌确诊率高达 80％。

◆ 膀胱镜检查是诊断膀胱癌最可靠的方法，可以活检明确病理诊断。

◆ 放射影像学检查包括静脉尿路造影（IVU）、计算机断层摄影尿路造影（CTU）及磁共振成像（MRI），对了解肿瘤浸润膀胱壁深度、转移和上尿路影响具有重要的价值。

因此，对于血尿和（或）不明原因的膀胱刺激症状患者，应予以膀胱镜检查和上尿路影像学检查。

🧬 32. 明确膀胱癌诊断后可以观察等待吗

不可以。膀胱癌在明确诊断后应尽快治疗，若有手术指征，应尽早手术，万不可拖延手术的时间，延误治疗时机。国外有学者已经做了相关研究，认为理想的最大等待时间为 40 天，若等待时间超过 40 天，术后死亡风险随等待时间增加而增加，等待时间超过 150 天，则死亡风险急骤加大。临床曾遇到一些患者明确诊断为膀胱癌后，因为临床症状轻微，讳疾忌医，拖延或拒绝治疗，将可治愈的疾病变成不可治疗的疾病，最终失去手术机会，给自己和家人留下了巨大的遗憾。

🧬 33. 如何选择合适的手术治疗方法

膀胱癌治疗以手术为主，根据膀胱镜下肿瘤活检的病理和临床分期，结合患者全身状况等，选择合适的手术治疗方法。

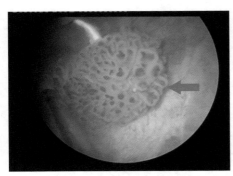

图 27　膀胱镜下手术
（箭头所指为肿瘤）

（1）膀胱镜下微创手术：包括经尿道膀胱肿瘤电切除术（TURBT）和经尿道膀胱肿瘤激光切除术（TULBT）等（图27）。主要适应证为非肌层浸润性膀胱癌。通过 TURBT 或 TULBT 可以清除所见的瘤体，同时还可取组织进行病理检查以确定肿瘤的分级分期。这类手术是早期膀胱癌适宜的治疗方法。

近年来，微创手术不断进步，国内外逐步认可了膀胱镜下膀胱肿瘤的整块切除技术，使膀胱肿瘤的完整切除和准确分期达到了微创化的水平（见第 34 问）。（视频 2）

（2）根治性膀胱切除术：主要适应证为肌层浸润性膀胱癌。方法：除切除全膀胱、盆腔淋巴结外，男性包括前列腺和精囊，女性包括尿道、子宫、宫颈、阴道前穹窿及卵巢等。同时需行尿流改道（见第 35 问）。近年来，腹腔镜和机器人辅助腹腔镜的技术已应用于根治性膀胱切除术，具有创伤小、出血少、术后恢复快等

扫一扫看视频
（视频 2）

优点。

（3）对于卡介苗（BCG）治疗失败的非肌层浸润性膀胱癌，强烈推荐根治性膀胱切除术。针对一些高危的情况，包括多发复发高级别肿瘤、高级别 T1 期肿瘤、高级别肿瘤合并有原位癌（CIS），也可考虑行根治性膀胱切除术。

（4）对于孤立的、低级别的膀胱憩室内肿瘤，可选择膀胱部分切除术。T3 期肿瘤如分化良好、单个局限及患者不能耐受膀胱全切者可采用膀胱部分切除术。

（5）年老体弱、肿瘤晚期、不能耐受较大手术者可仅做输尿管皮肤造口术，此手术较简单，可解决晚期膀胱癌的出血之苦，但输尿管皮肤造口有时易发生造口狭窄。

34.　为什么激光可以治疗膀胱癌

激光，又称光受激辐射，是继原子能、计算机、半导体之后，人类的又一重大发明，被称为"最快的刀""最准的尺""最亮的光"。激光的应用很广泛，在 1961 年 12 月首次被应用于医学，近 30 多年来被广泛应用于泌尿外科手术。激光通常被用在泌尿系统结石和前列腺增生的治疗中，由于激光和泌尿外科手术技术的不断进步，近年来泌尿外科医生将经尿道膀胱肿瘤切除

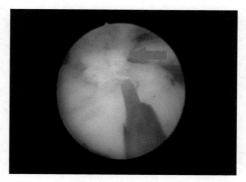

图 28　激光治疗膀胱癌（箭头所指为肿瘤）

手术和激光结合起来，取得了良好的治疗效果（图 28）。

复旦大学附属中山医院泌尿外科开展的经尿道钬激光治疗膀胱肿瘤的前瞻性随机对照临床试验证实，钬激光在膀胱肿瘤的治疗中安全有效，较常规等离子双极电切法具有出血少、无闭孔神经反射等优点，发表的论文被 2014 版《中国泌尿外科疾病诊断治疗指南》引用。进一步的研究论文"钬激光与双极等离子电切治疗非肌层浸润性膀胱癌的多中心前瞻性随机对照研究"发表在国内权威专业期刊《中华泌尿外科杂志》2016 年 7 月第 37 卷第 7 期（图 29）。

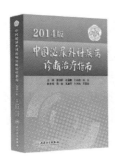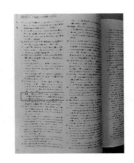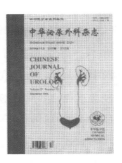

图29　指南、文献引用及杂志照片

现在国内外泌尿外科医生提出了经尿道膀胱肿瘤"整块切除"的概念,相比于传统的经尿道膀胱肿瘤分块切除术更加符合肿瘤处理的原则,用激光治疗更具有独特的优势。因此,微创激光治疗膀胱癌对降低膀胱肿瘤的复发率、改善患者的生存率,具有十分积极的影响。

🐾 35. 根治性膀胱切除术后的尿流改道有哪几种方式

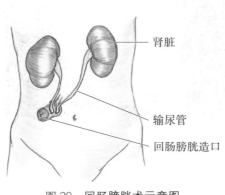

图30　回肠膀胱术示意图

晚期膀胱癌适宜的治疗方法常常采用根治性膀胱切除术及尿流改道,以下介绍几种尿流改道的方式。

(1)非可控尿流改道:回肠膀胱术、乙状结肠膀胱术和输尿管皮肤造口术等。其中以回肠膀胱术(Bricker手术)最为经典,曾被认为是尿流改道的最佳方法(图30)。优点是经典、疗效肯定、应用广泛,解决了其他方式可能发生的电解质失衡、尿路感染等问题,但Bricker手术缺乏控尿和储尿功能,患者需要佩戴腹壁造口袋。

(2)可控尿流改道:Kock膀胱、回结肠可控储尿囊、利用肛门控制尿液术式等。优点是具有一定储尿或控尿功能,但储尿囊必须由患者自行导尿,部分术式需要行大便改道,患者不易接受。随着时间延长,控尿机制的退化也会给患者造成困扰。

（3）原位新膀胱(图 31)：优点是不需要腹壁造口，接近正常的生理排尿状态，改善患者的生活质量，易于接受。术式包括 Studer 术式、Hautmann 术式、W 形回肠新膀胱术、Mainz 膀胱术和乙状结肠新膀胱术等。大多术式均以肠管储尿囊低位与后尿道吻合，达到原位排尿。缺点是夜间遗尿，因为正常人膀胱充盈过程中，脊髓反射可保证外括约肌收缩增强，而膀胱全切患者，反射弧被打断，故在夜间睡眠状态下容易产生遗尿。学会增加腹压排

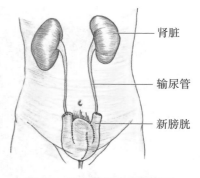

图 31　原位新膀胱术示意图

肾脏

输尿管

新膀胱

尿是本术式排尿的关键。排尿困难也是新膀胱术常见的一个并发症，文献报告其发生率为 4%～25%，患者需要间断导尿以排空膀胱。原位新膀胱术的长期疗效需进一步评价。

36. 为什么膀胱肿瘤电切或激光手术后需要膀胱灌注化疗

临床上，表浅性膀胱癌(即非肌层浸润性膀胱癌)行经尿道膀胱肿瘤电切或激光手术，然而多数患者术后肿瘤会复发，10%～67% 的患者在 12 个月内复发，24%～84% 的患者术后 5 年内复发；部分患者的肿瘤会发生进展，16%～25% 复发肿瘤级别升高，10%～20% 的表浅性乳头状癌的患者最终发展为浸润性或转移性癌。复发的主要原因有：①手术中肉眼可见的肿瘤虽被完全切除，但一些肉眼不可见的原发肿瘤有残留；②术中肿瘤细胞脱落种植；③来源于原已存在的移行上皮增殖或非典型病变；④膀胱上皮继续受到尿内致癌物质的刺激形成新发肿瘤。可见，单纯的手术治疗不能解决术后肿瘤高复发和进展问题，而将经尿道膀胱内手术和膀胱内灌注化疗联合起来往往可获得肿瘤控制。研究显示，肿瘤切除 6 小时内行单次剂量膀胱内化疗至少可以减少 50% 的复发率。所以，临床上有必要对表浅性膀胱癌患者术后进行膀胱灌注化疗。膀胱癌术后的灌注化疗相对于其他肿瘤治疗具有无可比拟的优势，药物通过膀胱内的灌注，直接接触尿路上皮，可以取得其他治疗无法达到的效果，而且治疗过程简便无创，可反复多次进行(图 32)。

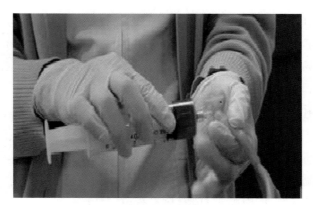

图 32　膀胱灌注化疗进行时

根据患者的病情由专科医生制订具体灌注化疗的方案。能否很好地执行医嘱,完成灌注化疗方案,对膀胱癌的控制,延缓复发时间,或预防复发转移也是一个不可或缺的重要措施。患者切不可在治疗过程中自以为是,或不配合后续治疗,或拒绝医生的随访,最终影响患者的长期生存时间。临床上,大多数患者术后能够很好地与医生配合,恢复良好;但有少数患者不配合后续治疗及术后的随访,结果肿瘤早期复发或者转移,最终不得不切除膀胱,甚至失去根治性手术的机会。

37.　手术后辅助膀胱灌注化疗有哪几种方法

膀胱癌术后的膀胱灌注治疗为膀胱灌注化疗,应用较为广泛,其分为术后即刻膀胱灌注化疗、早期膀胱灌注化疗和维持膀胱灌注化疗。

（1）术后即刻膀胱灌注化疗是针对非肌层浸润性膀胱癌。为了防止肿瘤细胞种植,需术后 24 小时内完成膀胱灌注化疗;当存在 TURBT 术中膀胱穿孔或术后严重血尿时,不建议使用。

（2）早期膀胱灌注化疗是术后 4～8 周内,每周 1 次膀胱灌注化疗。

（3）维持膀胱灌注化疗是每月 1 次,维持 6～12 个月。

总之,膀胱灌注化疗能够降低肿瘤的复发率,但不能预防肿瘤进展。膀胱灌注化疗要注意以下几点。

（1）膀胱灌注化疗的药物常用剂量依选择的化疗药物而各不相同。其灌注化疗的效果与尿液 pH 值、化疗药物的浓度相关,特别是后者。

（2）膀胱灌注化疗属于膀胱内局部化疗，先将导尿管顺尿道插至膀胱，然后将化疗药物用生理盐水 40～50 毫升稀释后经导尿管注入膀胱内。为了使所有的膀胱黏膜上皮浸泡于化疗药物中，灌注后患者应该适当变换体位包括仰卧、俯卧、左侧卧、右侧卧及坐位，各约 30 分钟。

（3）化疗药物在膀胱内保留 1～2 小时（视不同药物而定），届时应自行排尽尿液，并鼓励大量饮水。如果灌注药物保留超过预定时间，化疗药物可能会灼伤膀胱黏膜，形成化学性膀胱炎，出现尿频、尿急、尿痛和血尿等症状，需要 1～2 周时间才能修复受损组织，恢复后仍然可以进行治疗，但影响灌注化疗的连续性。如果灌注药物保留达不到预定时间，往往会影响灌注化疗的有效性。

（4）膀胱灌注化疗前 2 小时内应避免大量饮水及服用利尿药；化疗时保留药液 1～2 小时，如果出现强烈尿意，需要及时将药液排出，并多饮水。

（5）膀胱灌注化疗只是局部用药，一般不会出现呕吐、脱发、白细胞计数下降和肝、肾功能损害等全身化疗引起的不良反应。

38. 什么是膀胱癌的免疫治疗

膀胱癌的免疫治疗包括全身免疫制剂治疗和膀胱灌注免疫制剂治疗。而应用最广泛、疗效最肯定的是膀胱灌注免疫治疗。膀胱灌注免疫治疗是指通过膀胱内灌注免疫制剂，诱导机体局部免疫反应，使膀胱壁内和尿液中细胞因子表达增加、粒细胞和单核细胞聚集，以预防膀胱肿瘤复发、控制肿瘤进展。现在国内外比较公认的膀胱灌注免疫治疗制剂主要是卡介苗，其疗效确切，特别是针对高级别的尿路上皮癌和反复复发的表浅性膀胱癌疗效要优于普通的膀胱灌注化疗（见第 39 问）。但在国内由于卡介苗价格相对昂贵，限制了它的应用。其他的膀胱灌注免疫治疗包括干扰素、红色诺卡氏菌细胞壁骨架等，应用相对较少。

39. 哪些患者需要使用卡介苗膀胱灌注治疗？如何使用

卡介苗膀胱灌注免疫治疗的绝对适应证包括高危非肌层浸润性膀胱癌和膀胱原位癌，相对适应证是中危非肌层浸润性膀胱癌，而低危非肌层浸润性膀胱癌不推荐卡介苗灌注治疗。

方法:按照国内卡介苗治疗标准剂量溶于 40～50 毫升生理盐水并充分摇匀,将导尿管插入膀胱,将稀释的药液,经导尿管注入膀胱。卡介苗膀胱灌注免疫治疗的最佳疗程目前尚无统一的方案。通常在术后 3 周时开始,一般采用每周 1 次,连续 6 周的灌注治疗以诱导免疫应答,再加每两周 1 次,连续 3 次的灌注强化治疗以维持良好的免疫反应,之后每月灌注 1 次卡介苗作为维持治疗,卡介苗治疗至少 1 年,患者才能得到临床获益。与膀胱灌注化疗无法抑制肿瘤进展不同,卡介苗可以使肿瘤进展的概率降低 37%(图 33)。

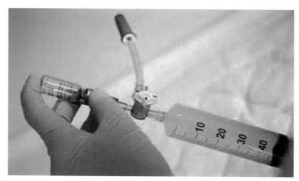

图 33　卡介苗膀胱灌注治疗

须注意,由于卡介苗为生物免疫增强剂,由卡介苗活菌制成。用卡介苗膀胱灌注免疫治疗开始之前,需要特别了解患者是否患有免疫缺陷或损害(如艾滋病)、活动性结核病,卡介苗过敏、严重的慢性病(如心、脑血管病,慢性肾病)等,是否已做结核菌素皮肤试验。若患者患结核病活动期或以上疾病或结核菌素皮肤试验强阳性等,均不适合此治疗。膀胱灌注前务必做结核菌素皮肤试验,确认非强阳性(提示非结核病活动期);做到患者告知,知情同意;有无相关过敏史等。对于高龄或者体弱患者的使用药物剂量可以减半。膀胱灌注后注意事项参考膀胱内灌注化疗(见第 37 问)。

与单纯经尿道电切(TUR)或单纯经尿道电切联合术后膀胱灌注化疗相比,单纯经尿道电切联合术后卡介苗膀胱灌注免疫治疗能预防非肌层浸润性膀胱癌术后复发,并能明显降低中危、高危肿瘤进展的风险。

卡介苗膀胱灌注免疫治疗的不良反应如尿频、尿急和血尿等的发生率较膀胱灌注化疗更高,并且少部分患者会出现发热等全身反应,这时候患者需要对症处理。但国产卡介苗临床应用以来,较国外卡介苗制剂不良反应更小,患者的耐受性更好,疗效确切,但仍需要经验丰富的专科医生的指导和随访,以提高治疗的效果和安全性。

要点

膀胱癌的手术、膀胱内灌注化疗及免疫治疗

◆ 膀胱癌治疗以手术为主,辅助治疗包括膀胱内灌注化疗及免疫治疗。

◆ 膀胱镜下微创手术,包括经尿道膀胱肿瘤电切除术(TURBT)和经尿道膀胱肿瘤激光切除术(TULBT),其主要适用于非肌层浸润性膀胱癌,也就是表浅性膀胱癌。

◆ 根治性膀胱切除术主要适用于肌层浸润性膀胱癌,除开放手术外,还有腹腔镜及机器人辅助腹腔镜的手术。

◆ 围手术期辅助膀胱灌注化疗在 6 小时内使用单次剂量灌注可减少至少 50% 的复发率,一般都应在 24 小时内完成,以防止肿瘤种植。

◆ 膀胱内卡介苗灌注治疗对原位癌及肿瘤复发病例比膀胱内灌注化疗疗效更佳,但必须考虑到治疗后尿频及其他潜在的不良反应。主要适应证为原位癌和高度恶性的 Ta 期、T1 期膀胱癌。

40. 哪些膀胱癌患者需要行全身化疗

尿路上皮癌细胞已被证实对于铂类、吉西他滨、多柔比星(阿霉素)及紫杉醇等化疗药物敏感,转移性尿路上皮癌患者对于含铂类的联合化疗方案总体反应率可达 50% 左右。全身化疗是肌层浸润性膀胱癌患者在根治性膀胱切除术之外重要的辅助治疗手段,主要的化疗方式包括新辅助化疗和辅助化疗,前者在手术前实施,后者在手术后实施,两者均有助于改善患者的总体生存率(图 34)。GC 方案(吉西他滨和顺铂联合)是目前临床最常用的标准一线治疗

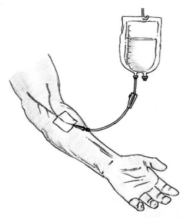

图 34 膀胱癌患者的全身化疗

方案,不良反应较传统的标准化疗方案(MVAC 方案:氨甲蝶吟、长春碱、多柔比星、顺铂)轻而疗效相似。荟萃分析报告显示,对局部晚期膀胱癌患者,给予以顺铂为基础的联合新辅助化疗,可使总生存率提高 5%~6%,而膀胱癌辅助化疗的患者,其 3 年生存率提高 9%。

化疗药物通常是细胞毒性药物,应用后会出现一些化疗药物的常见不良反应,如恶心、呕吐、脱发、骨髓抑制、肾功能损害等情况,需要专科医生的密切随访和处理。

✿ 41. ▎哪些膀胱癌患者需要放疗

肌层浸润性膀胱癌患者在某些情况下,比如不愿意接受根治性膀胱切除术,或全身条件不能耐受根治性膀胱切除手术,或肿瘤已无法根治性切除时,可选用放疗或化疗与放疗相结合的方法。膀胱癌的放疗可分为根治性放疗、辅助性放疗和姑息性放疗(图 35)。

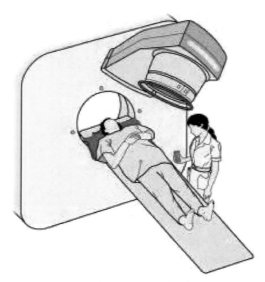

图 35　膀胱癌患者的放疗

接受放疗的患者应注意放疗可能出现的一些并发症,比如放射性膀胱炎、放射性肠炎等,如果出现放疗相关并发症,应及时就医咨询和处理。

> **要点**
>
> ### 膀胱癌的全身化疗和放疗
>
> ◆ 转移性膀胱癌患者应常规应用全身化疗。
>
> ◆ 全身化疗是肌层浸润性膀胱癌患者在根治性膀胱切除术之外重要的辅助治疗手段。
>
> ◆ 多种化疗药物联合应用的方案疗效好于单剂药物方案。吉西他滨和顺铂联合的 GC 方案是目前临床最常用的标准一线治疗方案。
>
> ◆ 肌层浸润性膀胱癌患者在某些情况下,可选用放疗或化疗与放疗相结合的方法。

42. 早期膀胱癌电切术后要注意什么

表浅性膀胱癌(早期)通常采用经尿道膀胱肿瘤电切术。据报道,约 50％患者在 2 年内肿瘤可能复发,且常不在原来部位,实际上为新生肿瘤。10％～15％的复发肿瘤恶性程度有增加趋势,然而,对复发肿瘤治疗及时,仍有可能治愈。因此,膀胱癌电切手术后的患者,为了预防肿瘤复发,应辅助膀胱灌注治疗。常用化疗药物有丝裂霉素、表柔比星、吡柔比星、羟喜树碱等,以及免疫治疗制剂如卡介苗等。采用膀胱灌注治疗后,每 3 个月做 1 次膀胱镜检查;2 年内无复发者,以后改为每半年 1 次,持续 2 年;再以后可每年 1 次,直到术后 5 年。而高危患者建议第 5 年开始,每年 1 次直到终身。

另外,患者在手术后近期需要多饮水,术后血尿比较常见,若为洗肉水样淡血性尿液,多饮水即可;若血尿明显,并伴有大量血块时,应及时至医院就诊,寻求专科医生的帮助。有不少患者术后 1 月左右仍会出现血尿,可能与手术创面的焦痂脱落所致,不必惊慌,若血尿明显,可至医院就诊。

43. 膀胱癌术后如何进行膀胱镜随访

膀胱镜检查是非肌层浸润性膀胱癌(表浅性膀胱肿瘤)行保留膀胱手术术后随访的"金标准"。在检查过程中,若发现膀胱内异常病灶,可以活检。B 超、尿液液基细胞学、CT 或 MRI 等检查虽有一定的价值,但均不能完全代替膀胱镜检查。

（1）推荐非肌层浸润性膀胱癌在术后第 3 个月时进行第 1 次膀胱镜检查，但如果存在手术切除不完全、肿瘤发展迅速可适当提前，以后的随访根据膀胱癌复发和进展的危险程度决定。

（2）推荐高度恶性肿瘤患者包括原位癌，在术后前 2 年每 3 个月行 1 次膀胱镜检查，2 年内无复发者，第 3 年开始每半年 1 次，第 5 年开始每年 1 次直到终身。

（3）单发低度恶性肿瘤（Ta）患者如术后 3 个月第 1 次膀胱镜检查阴性，建议术后 1～2 年内每 3 个月 1 次膀胱镜检查；2 年内无复发者，第 3 年开始每半年 1 次，持续 2 年，再以后每年 1 次，直到术后第 5 年。

术后膀胱镜随访过程中，一旦出现膀胱癌复发，再次治疗后的随访按上述方案重新开始。

有些患者因为膀胱硬镜的检查造成的不适对膀胱镜检查存在着恐惧、焦虑和纠结等，但是随着膀胱软镜（图 36）的应用和普及，其检查过程中的不适大大降低，患者对膀胱镜检查接受程度大大提高，而且由于膀胱软镜可观察视野广泛，无死角，更容易发现隐藏的微小病灶，提高了膀胱肿瘤的早期检出率，改善了患者的长期预后。

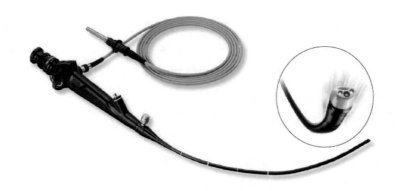

图 36　膀胱软镜

🐝 44. ┃ 接受根治性全膀胱切除术的患者如何随访

膀胱癌患者术后必须进行长期随访，随访重点包括肿瘤复发或转移，与手术及尿流改道相关的并发症。肿瘤复发和进展的危险与组织病理学分期（pT）相关，推荐 pT1 期肿瘤患者每年进行 1 次体格检查、血液生化检查、胸部 X 线或 CT 检查和 B 超检查（包括肝、肾、腹膜后等）；pT2 期肿瘤患者 6 个月进行 1 次上述检查，而 pT3 期肿瘤患者每 3 个月进行 1 次。此外，对于 pT3 期肿瘤患者应该每半年进行 1 次盆腔 CT 检查。须注意，上尿路影像学检查对于排除输尿管狭窄和上尿路肿瘤的存在是有价值的。

患者除了需要密切关注肿瘤相关随访项目外，还需要对腹壁造瘘口的护理、储尿囊的自行导尿、原位新膀胱的排尿训练等细节多加关注，因为这些细节与患者术后的生活质量息息相关。临床的长期随访发现，自我护理得当的患者全膀胱切除术后的生活质量影响不大，完全可以恢复到术前的正常生活状态。

45. 膀胱癌如何预防

（1）目前，对膀胱癌尚缺乏有效的预防措施，但是对于与膀胱癌发生可能相关的危险因素予以控制，可以达到一级预防的效果。比如，吸烟是膀胱癌最为肯定的致癌因素，对吸烟者要规劝其尽早戒烟；对不吸烟者，尤其是年轻人别染上吸烟，可防止或减少肿瘤的发生。有报道，根据牛津大学、中国医学科学院及中国疾病预防控制中心研究结果，2010 年我国因吸烟致命的人数高达 100 万，而大部分死者都是男性。假如这种情况持续，因吸烟死亡的人数在 2030 年将会上升一倍。不过，研究人员表示，假如烟民戒烟，可以扭转这种状况。膀胱癌发病与烟草暴露相关，吸烟可使膀胱癌的危险率增加 4 倍。烟民戒烟后膀胱癌发病率会有所下降（图 37）。对密切接触致癌物质的职业人员加强劳动保护，避免职业暴露的危险因素。

（2）对保留膀胱的手术后患者，膀胱灌注化疗药物或卡介苗可以预防或推迟肿瘤的复发；定期进行膀胱镜随访有助于发现肿瘤复发，并及时采取积极的治疗措施。

（3）由于二级预防注重点是预防已患癌症的患者肿瘤复发，对于膀胱癌患者，推荐改变生活方式尤为重要，戒烟、增加蔬菜和水果摄入、低脂饮食，以及饮用绿茶、增加饮水量等均可减少肿瘤复发的风险。有报道，一项对表浅性膀胱癌的长期随访发现，手术后继续吸烟的患者更可能发生晚期浸润性癌。

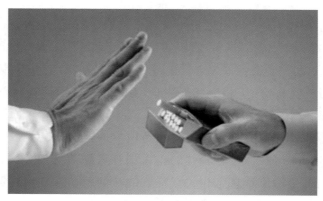

图 37　戒烟与健康

※ 要点

膀胱癌的随访和预防

◆ 对膀胱癌患者的术后随访主要依赖于膀胱镜和尿细胞学检查。

◆ 膀胱镜定期随访（复查）是"金标准"。

◆ 对保留膀胱的手术后患者,应用膀胱灌注化疗药物或卡介苗可以预防或推迟肿瘤的复发。

◆ 由于尿路上皮癌与环境因素有直接的关系,所以,改变生活方式特别重要,戒烟、增加饮水量和低脂饮食均有助于减少肿瘤复发的风险。

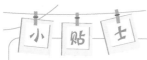 **膀胱镜检查是怎么回事**

　　膀胱尿道镜又称为膀胱镜。膀胱镜检查是一种借助于膀胱镜通过尿道进入膀胱内的内镜技术,它可以诊断和治疗膀胱、尿道病变以及上尿路疾患。比如,膀胱肿瘤的活检、电切、电灼、膀胱结石粉碎和膀胱内取异物,通过膀胱镜行输尿管插管和逆行造影等。1804 年,Philip Bozzini 首先应用原始的膀胱镜。200 多年来,膀胱镜经过了一个不断改造和完善的过程,现代的

膀胱镜由金属套管和导光纤维组成。近年,膀胱镜有硬镜和软镜两种类型,与硬性膀胱镜相比,软镜具有创伤更小、视野无盲区、相对舒适的优点(图38)。膀胱镜检查通常由医生先用麻醉药进行尿道内局部浸润麻醉,然后将涂以润滑油的膀胱镜插入尿道,进入膀胱内,进行检查和观察。观察图像由摄像系统在电视荧光屏上显示,图像十分清晰。患者检查前应先排尿1次,以便于测定膀胱残余尿量;检查后需要多饮水和短期预防性服用抗菌药物。患者少量的血尿和轻微尿痛较常见,一般不需特殊处理,严重者应及时就诊。

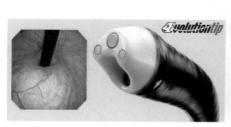
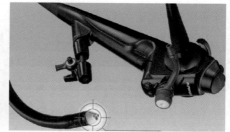

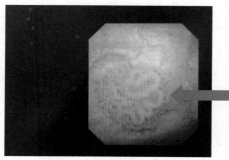

图38　膀胱软镜及图像

(箭头所指为肿瘤)

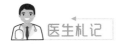

消除疾病隐患　幸福人生未来

——28 年前切除膀胱的患者来信

2015 年 7 月底,收到一封不平常的来信,写信人是一位膀胱癌手术后的患者——周先生,男,现年 65 岁。他是 1987 年 12 月在中山医院泌尿外科住院手术的患者,他说:"当时只有 37 岁,查出患膀胱肿瘤,感觉一下子'天崩地裂',人变得整天沉默寡言,对世上一切都失去了希望······但是,我接受了专家医生的建议,医生替我做了全膀胱切除、回肠膀胱手术。如今,我已退休,身体健康,还当了外公,享受天伦之乐。"

回顾病史,那时患者还在工厂一线岗位工作。有一天,他突然出现尿频、尿色很红,犹如洗肉水样,当时以为是膀胱炎,自服了家里存放的消炎药。几天后,尿色变清,并没有找医生看病。大约一个月后,同样的情况再次发生,患者和家属都感觉不对劲,于是就去中山医院泌尿外科就诊。他们遇到一位热情而细心的年轻医生。医生告诉他不是患膀胱炎,可能是其他毛病,需要做进一步的检查,包括做尿常规、B 超、X 线片检查,还有膀胱镜检查。如是肿瘤,需要取活检。那天医生对他进行了体格检查,包括下腹部和直肠指检。1 个星期以后,以上各项检查都有了结果。其中膀胱镜检查和活检病理结果是疾病诊断最有力的证据,膀胱镜下窥见膀胱内多处肿瘤,大小不等,呈菜花状,易出血。病理报告为膀胱移行细胞癌,Ⅱ~Ⅲ级,癌细胞浸润深肌层。静脉肾盂造影报告为膀胱壁部分增厚明显,多处占位病灶,左侧肾盂轻度积水。尿常规、B 超等检查也都支持膀胱癌的诊断。这种情况下,医生对患者和家属说明了疾病的严重程度,需要施行全膀胱切除、尿路改道手术。那时,他们一方面需要面对接受疾病的事实;另一方面,对手术也表现出迟疑的态度。最终,患者还是同意住院手术,并且手术顺利,住院 2 周后康复出院。

在来信中,他又说:"回想当年康复出院时,我内心有一个疙瘩,为什么要全膀胱切除,要做尿路改道,这样不是给患者带来很大的不方便?时至今日,我的疙瘩终于解除,现在明白进行全膀胱切除手术对我的病情是十分必要的。最重要的是,医生替我消除了癌复发转移的最大隐患,使我的身体在手术后得到顺利恢复,才让我有了 28 年的生存时间,有今天的幸福生活。"信中还说:"由于做了回肠膀胱术式的尿道改道,当时集尿袋是医院自制的,结构比较简单,使用有点不便。但是,现在科技进步了,新的集尿袋很贴身,使用很方便,一点也不影响生活起居,我可以放心使用,没有了后顾之忧。"

读完周先生的来信,面对已生存了 28 年的膀胱癌患者,医生们感慨甚多。肿瘤并不可怕,只要做到"三早",选择恰当、规范的治疗方案,与患者和家属进行良好的沟通,彼此信任,共同战胜癌症也是完全可能的。最后我们用周先生对医生的祝福作为医生札记的结尾:我们真诚的祝愿大家健康长寿,全家幸福快乐!

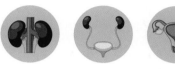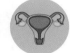

第二篇
男性生殖系统肿瘤

认识男性生殖系统

男性生殖系统包括内生殖器和外生殖器两部分。内生殖器主要有生殖腺（睾丸）、输精管道（附睾、输精管、射精管、尿道）和附属腺体（前列腺、精囊腺、尿道球腺）。外生殖器包括阴茎和阴囊。（图 38）

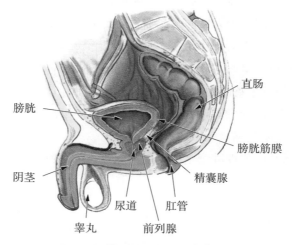

图 38　男性盆腔正中矢状位断面

睾丸由精索悬吊于阴囊内，左右各一，左侧睾丸较右侧为低。睾丸呈卵圆形，表面光滑，可分为内外侧面，前后缘和上下端。前缘游离，后缘与附睾和输精管起始段相接触，睾丸的血管、淋巴管和神经由后缘出入。睾丸为产生精子的场所，储存于附睾内，射精时经输精管、射精管、尿道排出体外。正常成年男性的睾丸大小平均容积为（17.69±3.88）毫升（左侧）与（17.52±4.27）毫升（右侧）。胚胎发育阶段，因内分泌因素或机械因素可造成先天性睾丸畸形，表现为数目、位置及大小异常。睾丸异位或睾丸下降不全（隐睾）与睾丸肿瘤的发生关系密切。

附睾附于睾丸上端及后缘，呈新月形。附睾的上端膨大为头，中部为体，下部变细为尾。附睾头内弯曲盘绕，附睾尾向后上折转移行为输精管。附睾为暂时储存精子的器官，并分泌附睾液为精子提供营养，进一步促进精子成熟。附睾好发炎症，尤其是结核。

前列腺是实质性的附属性腺，不成对，大小和形状如栗子。上端宽大为前列腺底,与膀胱颈相接。下端尖细为前列腺尖。自底至尖有尿道从中间穿过。临床上将前列腺分为 4 区(亦称带):纤维基质区、外周区、中央区和移行区。老年人前列腺增生发生在后尿道周围移行区的腺组织、结缔组织和平滑肌,而前列腺癌最常发生的部位是外周区。人体直肠指检可触及前列腺,并可发现前列腺增生或癌。前列腺的分泌液经排泄管开口入前列腺部尿道,它是精液的主要组成部分。

阴囊为男性外生殖器组成部分,是容纳睾丸、附睾和精索等的囊袋状结构,位于阴茎后下方。阴茎为男性的性交器官,分为头、体、根 3 部分。阴茎由 2 个阴茎海绵体和 1 个尿道海绵体组成。尿道穿过尿道海绵体,阴茎外面包以筋膜和皮肤。阴茎的皮肤薄而柔软,包绕阴茎头的皮肤呈双层皱襞为阴茎包皮。幼儿的包皮较长,随着年龄的增长,包皮逐渐向后退缩。成年以后包皮仍包被阴茎头或不能上翻露出阴茎头时,为包皮过长或包茎。在包皮腔内易存在污垢引起包皮炎,也可诱发阴茎癌。

男性生殖系统的恶性肿瘤主要有前列腺癌、睾丸肿瘤和阴茎癌。

第三章　前列腺癌

46. 前列腺在人体的哪个部位？它有什么功能

"前列腺"这个医学名词也许并不陌生，然而，前列腺在人体的哪个部位，是一个什么样器官？有什么功能？它会患什么疾病？会不会患前列腺癌？等等，可能不太清楚。从本章开始将逐题解答和讨论。

前列腺在人体里是一个小器官，却是男性的"特区"，也就是说，只有男性才有前列腺，女性是没有前列腺的。前列腺位于男性膀胱颈部下方，腺体包绕膀胱出口及部分后尿道，它犹如列兵那样守护膀胱出口，由此而得名前列腺。它的位置十分隐蔽，藏于骨盆腔深处，在体表无法触摸到它。由于前列腺紧贴于直肠前壁，所以医生带上医用手套将示指伸入直肠，可以触及前列腺。正常人前列腺形状似栗子，底部朝上，尖端向下，中间有一条沟，表面光滑，富有弹性（图39）。从青春期至 20 岁左右，前列腺腺体逐渐长大，大小如鸽蛋，重量约 20 克，之后大约20 年前列腺的大小不再变化。然而 45 岁左右随着年龄增长又渐渐增大，且增生。所以，在男性青年、中年和老年的不同阶段，前列腺受某些因素的影响可能发生炎症、增生、肿瘤等疾病，常常给患者带来困惑、麻烦，甚至痛苦。前列腺体积虽然不大，却有两条重要的管道——尿道和射精管从它中间通过，它与男性的"性""生育"及控制排尿的关系十分密切。

男性的附属性腺包括精囊腺、前列腺和尿道球腺。前列腺是最大的附属性腺，它由许多前列腺腺泡和腺管组成，具有分泌前列腺液的作用。前列腺液与精囊、尿道球腺等腺体的分泌液共同构成精液的液体部分，其中前列腺液约占精液总量的 1/3，包括酶、脂肪酸、胆固醇和盐分，呈酸性，是极为重要的男性生殖物质，与精子的生存、激活、受精等密切相关。而睾丸内生精细胞产生精子，经输精管道（约 6 米长）到达附睾，在附睾停留 18～24 小时后方可获得运动的能力，并

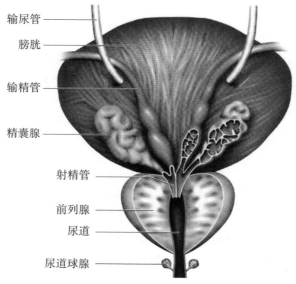

输尿管

膀胱

输精管

精囊腺

射精管

前列腺

尿道

尿道球腺

图 39　膀胱、精囊和前列腺（后面观）

成熟和存储。由精囊的精囊管与之汇合而成的射精管穿过前列腺，最终开口于前列腺部尿道。在性高潮射精时精子经这个开口进入尿道。此时精子与来自附睾、精囊腺、前列腺和尿道球腺等的分泌液混合构成精液并排出体外。

由此可见，前列腺虽然是男人体内一个小器官，位置隐蔽，藏于骨盆腔深处，但是它关乎男性的"性""生育"、控制排尿及人体健康的大问题。由它分泌的前列腺液参与构成精液；因为某些因素的影响可能发生前列腺炎症、增生和肿瘤等疾病。

47.　什么是前列腺癌

前面说到前列腺在男性青年、中年和老年的不同阶段，它会受某些因素的影响可能发生炎症、增生、肿瘤等疾病，这里介绍前列腺癌。

前列腺癌是男性老年的常见病。它是发生在前列腺组织内的上皮性恶性肿瘤，有腺癌、鳞癌、尿路上皮癌、导管腺癌、黏液腺癌、小细胞癌等病理类型。前列腺癌 98％为腺癌，起源于腺上皮细胞。因此，我们通常所说的前列腺癌是指前列腺腺癌。

前列腺正常解剖结构分 4 个区（带），其中移行带是围绕尿道精阜的腺体（约占 5％），中央带是包绕射精管的腺体（约占 25％），而外周带是前列腺的背侧及外侧部分（约占 70％）（图 40）。打个比方，前列腺剖面像切开的橙子一样，橙子皮部分相当于外周带，橙子核心部分相当于移行带和中央带，尿道贯穿其中（图 41）。

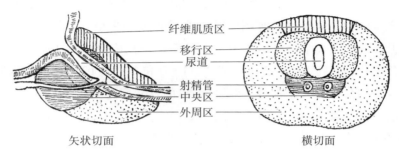

纤维肌质区
移行区
尿道
射精管
中央区
外周区

矢状切面　　　　　　　　　　　横切面

图 40　前列腺的分区（带）

前列腺腺体增生主要发生于移行带，并逐渐增大。前列腺癌多从腺体外周带发生，很少单纯发生于移行带和中央带。85％以上的前列腺癌呈多灶性，由于前列腺位置隐匿，且癌肿多位于远离尿道的外周带，故早期前列腺癌患者常无症状或症状不明显，疾病进展缓慢。但晚期患者疾病进展较快，主要表现为下尿路梗阻症状，也就是尿频、尿线细、排尿困难或尿潴留，部分患者以转移症状如骨痛就医。一些患者因骨痛、骨折等骨相关事件首诊于骨科，按照骨肿瘤治疗进行病理学诊断后才确诊为骨转移前列腺癌（见第 60 问）。

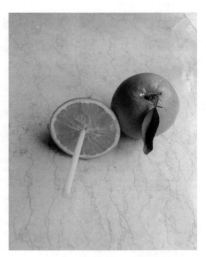

图 41　前列腺分区（带）示意图

最后还需要说，前列腺癌的发生可能与种族、遗传、环境、食物、吸烟、肥胖和性激素等相关。让我们进一步了解以下问题。

48. ▊ 前列腺癌是常见病吗？它的发病率是多少

过去前列腺癌比较少见，人们对它很陌生，如今前列腺癌已是老年男性的常见病。前列腺癌已成为全球男性中第 2 位最常见的癌症。在美国它是老年男性的"头号杀手"。2012 年,全球新诊断的前列腺癌患者为 110 万,约占新增癌症病例总数的 15%。资料显示,在美国前列腺癌的发病率超过肺癌而位居第 1 位,病死率居第 3 位(图 42)。中国在全球范围内前列腺癌的发病率属相对低发地区。在 20 世纪 80 年代以前,中国前列腺癌的发病率很低,但近 20 多年来它出现上升态势。调查结果显示,2009 年,北京、上海、广州等发达城市的前列腺癌的发病率分别达到 19.30/10 万、32.23/10 万和 17.53/10 万。前列腺癌发病率在城乡之间存在较大差别,特别是大城市的发病率更高。2009 年,我国城市人口与农村人口前列腺癌发病率之比为 4.4∶1。资料显示,1984—2015 年,上海市市区前列腺癌发病率从 1.8/10 万上升到 47.19/10 万。2015 年,前列腺癌新发病例数为 1 424 例,比 1983 年约增长 25 倍,而且首次位居上海市市区男性所有恶性肿瘤中第 3 位,仅次于肺癌和胃癌(图 43)。复旦大学附属中山医院泌尿外科自 2003 年起,前列腺癌患者每年住院人数逐年增加,2019 年已超过 500 例/年。2020 年,因新型冠状病毒肺炎疫情的影响,前列腺癌患者住院人数有所减少(图 44)。

总而言之,前列腺癌已是老年男性常见的恶性肿瘤,虽然在全球范围内我国前列腺癌的发病率属相对低发地区,但是,随着我国人口的人均寿命延长,饮食结构的改变及诊断技术的提高,近年来发病率亦呈现迅速上升趋势。

预计新发病例			男性
前列腺癌	161,360	19%	
肺和支气管癌	116,990	14%	
结肠和直肠癌	71,420	9%	
膀胱癌	60,490	7%	
皮肤黑色素瘤	52,170	6%	
肾和肾盂癌	40,610	5%	
非霍奇金淋巴瘤	40,080	5%	
白血病	36,290	4%	
口腔和咽癌	35,720	4%	
肝和肝内胆管癌	29,200	3%	
总共	836,150	100%	

预计死亡病例			男性
肺和支气管癌	84,590	27%	
结肠和直肠癌	27,150	9%	
前列腺癌	26,730	8%	
胰腺癌	22,300	7%	
肝和肝内胆管癌	19,610	6%	
白血病	14,300	4%	
食管癌	12,720	4%	
膀胱癌	12,240	4%	
非霍奇金淋巴瘤	11,450	4%	
脑和其他神经系统癌	9,620	3%	
总共	318,420	100%	

2017 年美国预计前列腺癌新发病例为 161 360 例,占男性常见癌症 19%,居第 1 位

2017 年美国预计前列腺癌死亡病例为 26 730 例,占男性常见癌症 8%,居第 3 位

图 42　2017 年美国前列腺癌的发病率及病死率

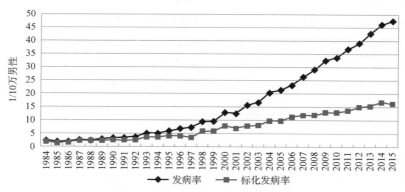

图 43　1984—2015 年上海市市区前列腺癌发病率的变化

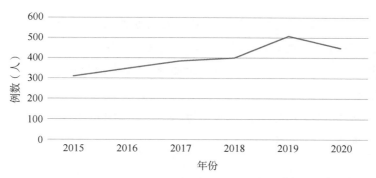

图 44　2015—2020 年中山医院泌尿外科前列腺癌患者住院情况

🔬 49. ▎哪些人容易患前列腺癌？有哪些危险因素

前列腺癌的发病与年龄、遗传、种族、环境、高动物脂肪饮食、吸烟、肥胖和性激素相关。

前列腺癌患者的年龄大多超过 65 岁,高发年龄在 70～74 岁,而 50 岁以下男性在体检中血清前列腺特异性抗原(PSA)数值异常也筛查出少数患者,80 岁以上的男性前列腺特异性抗原数值异常则为数不少。

由于前列腺癌与遗传相关度非常高,家族史中如果直系亲属有患前列腺癌,本人患前列腺癌的风险要比其他人高 1 倍；如果有两人患前列腺癌的，本人患前列腺癌的风险更大，而且更容易早年发病，确诊年龄要比普通人提前 6～7 岁。前列腺癌的发病还与种族有关，东方人发病率较低，而欧美国家发病率高，且黑种人较白种人发病率高。高动物脂肪饮食是比较确定的危险因素，患者往往长期摄入较多的动物脂肪，体重超重、肥胖。导致前列腺癌发生的潜在因素还有维生素 A、维生素 D 的缺乏等。此外，吸烟、环境污染（如重金属镉等）等也不可忽视。

要点

前列腺癌的发病情况及危险因素

◆ 前列腺癌 98％为腺癌，由腺上皮细胞恶变，多发生于腺体的外周带。

◆ 前列腺癌是全球男性中最常见的癌症之一，列第 2 位。我国的发病率属相对低发地区，但近 20 年出现上升态势。

◆ 前列腺癌大多在 65 岁以上发病，高发年龄为 70～74 岁，50 岁以下者较少见。

◆ 前列腺癌的发生可能与年龄、遗传、种族、环境、高动物脂肪饮食、吸烟、肥胖和性激素相关。

🐾 50. 前列腺癌有何预兆和症状

前列腺癌的发病部位多在前列腺外周带，这一部位离尿道较远，它常常不会引起任何排尿症状，或者患者发生排尿异常的症状较少、较晚，只有很少病例是源于前列腺移行带，即尿道周围和前叶部分，它会表现尿频、尿急、排尿不尽等。这一点与前列腺增生多数患者发病初以排尿异常的症状为主迥然不同。虽然前列腺癌有起病隐匿的特点，但留心观察还是可以察觉疾病的"蛛丝马迹"。例如：

➢ 早期前列腺癌可无任何预兆，仅体检时发现血清前列腺特异性抗原升高或直肠指检（DRE）触及前列腺有硬结节。

➢ 排尿障碍，表现为尿频、尿急、排尿不尽，尿潴留或尿失禁，这些排尿困难症状与前列腺增生相似，容易误诊。

> 乏力、体重减轻、骨疼痛，可能是晚期进展性前列腺癌。
> 骨痛、骨折或瘫痪，可能是前列腺癌已经转移至骨。
> 腿部肿胀，可能是前列腺癌淋巴转移，淋巴结肿大压迫血管，导致下肢血循环障碍。

51. 如何早期发现前列腺癌？有哪些检查手段

血清前列腺特异性抗原和直肠指检是目前公认的早期发现前列腺癌的简单、方便的初筛方法。建议 50 岁以上男性每年接受例行血清前列腺特异性抗原检测和直肠指检。特别是直系亲属中如果有患前列腺癌的，应该提早自 45 岁开始进行每年 1 次检查。当怀疑患前列腺癌时可进行以下检查。

> 血清前列腺特异性抗原检查。
> 直肠指检。
> 经直肠超声检查。
> 超声引导下前列腺穿刺活检。
> 其他影像学检查（如 MRI、CT、全身骨扫描）。

52. 血清前列腺特异性抗原对前列腺癌诊断和监测有何意义？什么时候需要进行这项检查

前列腺特异性抗原是一种由前列腺腺上皮产生的，具有糜蛋白酶活性的丝氨酸蛋白酶。它对前列腺组织有特异性，而且对前列腺癌的敏感性较高。1979 年，美国 Roswell Park 癌症研究所的 Wang 与 Murphy 等率先报道了人前列腺特异性抗原的蛋白，并且发现只有在前列腺组织或前列腺癌组织中有特异反应，故将其命名为前列腺特异性抗原。之后，1980 年由 Kuriyama 在前列腺癌患者的血清中检测到前列腺特异性抗原。1987 年，美国斯坦福大学的 Stamey 率先报道了前列腺特异性抗原的临床研究，认为前列腺特异性抗原可以作为前列腺癌的一种血清标志物，从此才将血清前列腺特异性抗原作为前列腺癌的肿瘤标志物而逐渐应用于临床。然而，在前列腺癌、前列腺增生、前列腺炎三者均可有前列腺特异性抗原改变，而它对前列腺癌的敏感性较高，所以，它仍被认为是前列腺癌的肿瘤性指标。

血清前列腺特异性抗原检测常采用酶联免疫或放射免疫测定法。血清前列腺特异性抗原正常值为0～4纳克/毫升。血清前列腺特异性抗原＞4纳克/毫升为异常，血清前列腺特异性抗原＞10纳克/毫升则高度怀疑前列腺癌，而血清前列腺特异性抗原4～10纳克/毫升则谓灰区，发生前列腺癌的可能性约25％。若难以区分前列腺癌与前列腺增生，可以再测游离前列腺特异性抗原(fPSA)，取fPSA/tPSA的比值。国内推荐fPSA/tPSA＞0.16为正常参考值(或临界值)。若比值＜0.16，可将前列腺癌筛查出来。对于处于前列腺特异性抗原灰区的患者，人们还提出前列腺特异性抗原的各种修正值，如前列腺特异性抗原密度(PSAD)、前列腺特异性抗原年龄特异参考值、前列腺特异性抗原速率(PSAV)、前列腺特异性抗原体积参考值等，使前列腺特异性抗原参考值适用于不同年龄，不同前列腺体积的患者。比如年龄为80岁的患者，很多学者认为其前列腺特异性抗原值＜8纳克/毫升亦可视为正常。但这些修正指标的未来应用价值仍有待进一步判定。不仅如此，对已患前列腺癌的患者，血清前列腺特异性抗原还是治疗后判定疗效、预后及监测复发转移的主要观察指标。

根据《中国泌尿外科疾病诊断治疗指南》建议：

➢ 50岁以上男性每年应接受例行的前列腺特异性抗原检测和直肠指检。

➢ 对于有前列腺癌家族史的男性人群，应从45岁开始进行每年一次的检查。

➢ 对于直肠指检异常，有临床征象(如：骨痛、骨折)男性应进行前列腺特异性抗原检查。

➢ 对初次前列腺特异性抗原异常者建议复查。

提醒：前列腺特异性抗原检查应在直肠指检前列腺后1周，膀胱镜检查、导尿操作48小时后，射精24小时后，前列腺穿刺1个月后进行。同时应无前列腺炎、尿潴留等疾病。

53. 诊断前列腺癌为什么要进行直肠指检

在第46问中说到前列腺在人体的位置十分隐蔽，藏于骨盆腔深处，在体表是无法触摸到的。由于前列腺紧贴于直肠前壁，所以医生戴上医用手套将示指伸入直肠,可以触及前列腺。这样,医生就可以通过患者的直肠了解前列腺的情况,成为发现前列腺癌最简单的方法,是诊断前列腺癌的主要方法之一。

　　直肠指检的方法:患者取胸膝位或站立弯腰位,医生戴手套并用示指蘸上润滑剂,然后轻柔、缓慢地将示指经患者肛门伸入直肠内,仔细触诊与直肠前壁紧邻的前列腺(图 45)。正常情况下,直肠指检扪及的前列腺大小约 4 厘米×3 厘米,两侧叶对称,中间沟存在,表面光滑,质韧,无结节感。当前列腺增生时,患者的前列腺体积会增大,中间沟变浅或消失,表面光滑,质地一般不会变硬,无结节感。若发现前列腺结节,单个或多个,质硬,可能是前列腺癌病灶。有的肿瘤占据整个前列腺,体积变得很大,呈巨块状,质地坚硬,犹如石块一样。

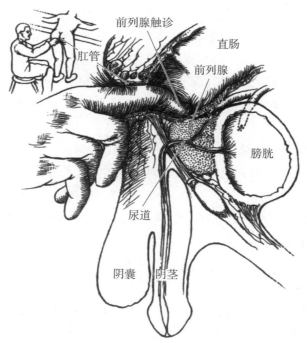

图 45　直肠指检姿势和方法

　　对于直肠指检,有的男性因害怕此项检查而逃避,其实不必恐惧,只要全身放松并与医生配合,检查完全可以顺利完成。泌尿外科医生通过直肠指检,诊断前列腺癌的准确率比较高,可让患者获得早期诊断及根治治疗前列腺癌的机会。研究显示,在定期进行直肠指检的男性中,一旦发现前列腺癌,50%的患者属于可治愈的,而在普通患者中只有5%的患者可以根治。但是,不是所有前列腺癌患者通过直肠指检均发现异常。最近的研究指出,即使直肠指检阴性,血清前列腺特异性抗原低于4纳克/毫升的患者仍有30%的前列腺穿刺活检发现前列腺癌的可能性。

54. 前列腺穿刺活检是确诊前列腺癌的"金标准"吗

前列腺穿刺活检是用穿刺细针经患者直肠或会阴途径,在超声引导下从前列腺中取出少量前列腺组织,然后通过显微镜、免疫荧光和组织化学等一系列先进方法,对获取的前列腺组织进行病理学观察和分析,从而对前列腺组织的性质、类型、分化程度、分级分组做出明确判断。此穿刺活检对前列腺癌的诊断、治疗和判断预后有极其重要的意义。大多数情况下,前列腺穿刺活检结果是确诊前列腺癌的"金标准"。由于前列腺癌多数呈多灶性分布,且影像学资料对前列腺癌的诊断价值有限,因此前列腺穿刺往往是多针穿刺,根据前列腺特异性抗原值的不同,在前列腺腺体均匀穿刺6针或12针,对可疑的病灶还可以增加穿刺针数(图46)。

以下几种情况时应该进行前列腺穿刺活检:

➢ 直肠指检发现前列腺结节,任何前列腺特异性抗原值。

➢ B超、CT或MRI检查发现异常影像,任何前列腺特异性抗原值。

➢ 前列腺特异性抗原>10纳克/毫升,任何fPSA/tPSA比值或前列腺特异性抗原密度值异常。

➢ 前列腺特异性抗原4~10纳克/毫升,fPSA/tPSA比值或PSA密度值异常。

注:前列腺特异性抗原密度即血清总值与前列腺体积的比值。前列腺体积是经直肠超声测定计算得出,前列腺特异性抗原密度正常值<0.15。

值得注意的是,当患者有感染、发热、高血压危象、心功能失代偿、严重出血疾病和糖尿病不稳定期等禁忌进行前列腺穿刺活检。

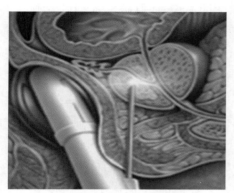

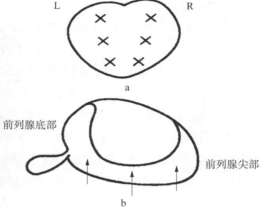

（A）前列腺穿刺示意图（经直肠）　　　　（B）6 点系统活检示意图

a. 前列腺后面观（L：左侧，R：右侧，×：活检点）；b. 前列腺矢状面（↑：活检点）

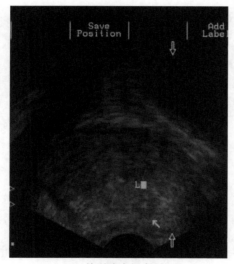

（C）前列腺癌超声所见

图 46　前列腺穿刺活检的操作方法

55.　前列腺穿刺会使癌细胞扩散吗

当怀疑患前列腺癌时，患者经过一系列的临床检查以后，医生会建议做前列腺穿刺活检。那时有些患者会产生顾虑，担心穿刺是否疼痛，是否出血、感染，甚至担心会不会引起癌细胞扩散，由此产生了恐惧、焦虑、纠结，不敢接受这项检查,其实患者不必担心。

（1）确诊前列腺癌,目前不是依靠影像学的显像,而是依靠前列腺穿刺活检。这项技术在临床上已经成功使用了几十年,况且现在采用的穿刺活检方法与以前有很大不同,穿刺技术得到不断改进。穿刺活检方法有两种,包括由直肠超声引导下经直肠或者经会阴前列腺穿刺活检(图47、48)。

（2）经会阴前列腺穿刺活检,更加具有优势。通常不需要半身或全身麻醉。常规施行进针处的局部浸润麻醉,大大减轻穿刺引起的疼痛。大多数情况下穿刺活检都在门诊进行,也是安全的。由于穿刺时使用细针,可以减少疼痛、出血。穿刺过程中发生少量出血通过会阴局部压迫即可自行停止。有些患者穿刺后出现尿色变红,但在1～3天内尿色由红变清。感染的发生率比经直肠操作明显减少。

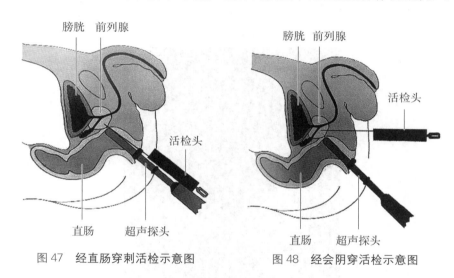

图47　经直肠穿刺活检示意图　　图48　经会阴穿刺活检示意图

（3）先前有研究数据显示,前列腺穿刺活检没有1例患者因为穿刺引起癌细胞进入血液,至今还没有任何资料报道由于穿刺导致癌转移的病例。这就说明所谓的前列腺穿刺会使癌细胞扩散的概率几乎为零。

总之,前列腺穿刺活检是一项确诊前列腺癌必要的检查,它是安全的,患者可以打消顾虑,放心接受医生的检查。

56. 前列腺穿刺前、后需要注意什么

尽管前列腺穿刺操作不复杂,但是仍然需要认真对待,周到细致。穿刺前要

回顾病史，有些疾病不能进行这项检查，比如，泌尿生殖系统急性感染、出凝血功能障碍、严重心肺功能不全、糖尿病血糖不稳定等。穿刺前需要检查血常规、出凝血时间及心电图。穿刺前 3 天开始预防性口服抗菌药物如左氧氟沙星 0.2克，每天 2 次，甲硝唑 0.2 克，每天 3 次；穿刺后再连续服用 3 天，总共 6 天。如果服用华法林、阿司匹林等抗凝血药物，穿刺前需停药 1 周。若经直肠前列腺穿刺活检，穿刺前一天常规进行肠道准备，当天排空粪便或清洁灌肠。患者穿刺当天带上所有病历及检查报告，交给医生核对，并需要在知情同意书上签字。

　　穿刺后可能发生的并发症包括出血、感染等。穿刺后发生血尿、便血，需要鼓励患者多喝水，一般在 1～3 天内症状渐渐消失，必要时可用止血药。感染主要为大肠埃希菌所致，故一定要重视穿刺前肠道准备和口服抗菌药物。穿刺后需要卧床 1～2 天，切忌骑自行车或久坐。偶有患者发生尿潴留，则应去医院急诊，需要留置导尿管引流。

要点

前列腺癌的症状及诊断

◆ 前列腺癌起病隐匿。早期可无任何征兆，仅体检发现前列腺特异性抗原升高或直肠指检触及前列腺硬结节；晚期可出现癌转移症状（如骨痛等）。

◆ 前列腺特异性抗原具有前列腺组织的特异性，对前列腺癌的敏感性较高。它是前列腺癌的肿瘤性指标，还是治疗后判定疗效、预后及监测复发转移的主要观察指标。

◆ 50 岁以上男性每年应该接受例行前列腺特异性抗原检测和直肠指检。

◆ 前列腺穿刺活检是确诊前列腺癌的"金标准"。采用直肠超声引导下经会阴前列腺穿刺活检，更加具有优势，可以减少疼痛、出血、感染等。

57. 如何解读前列腺癌的病理诊断报告？它有什么意义

　　前列腺癌患者的病理检查报告对前列腺癌的诊断、治疗和判断预后至关重要，不容小觑。无论是前列腺穿刺活检，还是手术切除前列腺的标本，临床医生都十分看重患者的这份病理检查结果。前列腺癌与其他的肿瘤病理诊断报告不一样,它的病理诊断报告中除给出前列腺癌的诊断外,还标明病理 Gleason 分级评分,其含义是什么呢? 如何正确地解读它?

Gleason 分级评分是美国病理学家 Donald Gleason 博士在 20 世纪 60 年代提出基于腺体分化程度的前列腺癌病理分级系统。它能够显示前列腺癌的腺体结构特征,表明前列腺癌的细胞分化恶性程度,可以指导前列腺癌的诊断和治疗,了解肿瘤的预后。Gleason 分级评分采用 5 级 10 分制,1 级称为最高分化,肿瘤的组织形态较接近正常组织;5 级称为未分化,肿瘤的组织形态最差,最具恶性形态。其余级别在两者之间。由于前列腺癌内会存在不同分化程度的几个癌细胞群体,于是将显微镜下所见分为主要类型和次要类型,每个类型分为 5 级计 5 分,最后的 Gleason 分级评分为两者之和,比如,Gleason 3+3=6,Gleason 3+4=7,Gleason 4+3=7,Gleason 4+4=8,Gleason 4+5=9,Gleason 5+4=9,等等(列式中"+"号前、后分别表示主要类型及次要类型的计分数)。Gleason 2~4 分属于分化良好癌,5~7 分属于中等分化癌,8~10 分属于分化差或未分化癌(图 49)。

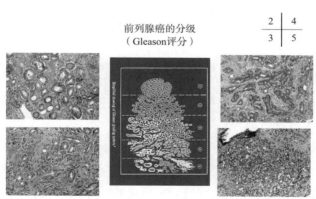

前列腺癌的分级
(Gleason 评分)

高分化(2~4分);中分化(5~7分);低分化(8~10分)

图 49　前列腺癌分级

2014 年,国际泌尿病理协会(ISUP)将前列腺癌病理 Gleason 分级评分又分为 5 组:Ⅰ组≤6 分;Ⅱ组 3+4=7 分;Ⅲ组 4+3=7 分;Ⅳ组 8 分;Ⅴ组 9~10 分,分别对应不同的预后等级。研究结果显示,Gleason 4+3=7 分Ⅲ组的肿瘤特异病死率(PCSM)和总病死率(ACM)均高于 Gleason 3+4=7 分Ⅱ组。这样，Gleason分级评分的分组既能反映前列腺癌的恶性程度，还能判断前列腺癌患者的预后。所以，在临床上具有重要而实用的价值。2016年，世界卫生组织（WHO）正式颁布前列腺癌Gleason分级评分的预后分组新标准，开始普及使用。

58. 什么是前列腺上皮内瘤？它也是癌吗

临床上，常在前列腺穿刺活检的结果中出现前列腺上皮内瘤的诊断，它是良性还是恶性，它也是癌吗？

前列腺上皮内瘤（PIN）是前列腺腺上皮病变的一种病理类型，细胞学上达到恶性标准，但是结构上保留完整或部分基底细胞，病理学认为它本身还不是前列腺癌，但往往与前列腺癌并发。研究表明，多数前列腺癌的周围呈现上皮内瘤的改变，高级别上皮内瘤在5年内将有50%以上发生前列腺癌。所以，一旦穿刺活检没有找到前列腺癌细胞，而发现高级别上皮内瘤，则提示患者前列腺内可能潜伏着未被穿刺到的癌细胞。目前，临床上通常对高级别上皮内瘤患者采取密切观察，比如在1～3月后复查前列腺特异性抗原，有必要短期内进行重复穿刺活检。若低级别上皮内瘤，则没有必要短期内进行重复穿刺活检，但仍然需要予以关注，门诊随访。研究表明，在后续的穿刺活检中发现前列腺癌的风险为16%～44.6%。但血清前列腺特异性抗原水平、直肠指检及经直肠超声检查都不能提高再次穿刺活检时检出前列腺癌的预测。

须注意，另外一种情况是穿刺活检发现前列腺上皮非典型性腺泡增生，它不同于前列腺上皮内瘤，则需要在短期内进行重复穿刺活检。有资料显示，非典型性病变的癌变率为42%～49%。

59. 如何判断前列腺癌早期还是晚期？前列腺癌的危险度是什么意思

在患者被确诊前列腺癌后，患者或他的家属、朋友不约而同会向医生发问这样一个问题：患者的前列腺癌是早期还是晚期？这个问题问得对，它也是医生们关心的问题。

由于前列腺癌不同于其他恶性肿瘤，前列腺癌早期阶段是属于可治疗的癌症,而前列腺癌晚期阶段无法再将肿瘤根除,且无论采用何种治疗方法,常因肿瘤生长进入失控状态,容易危及患者的生命。前列腺癌早期和晚期只是一种粗略的分期方法,临床上医生经常使用国际统一的 TNM 分期法,其中的 T、N、M 分别表示肿瘤(T)、淋巴结(N)和转移(M)。用 TNM 分期则将前列腺癌分为 T1~T4 期,再有各自的亚期。一般来说,前列腺癌的分期越高,其病期越晚。

➤ T1 期是指早期的前列腺癌,患者没有症状,直肠指检没有阳性发现,往往是经尿道前列腺电切术时偶然发现的。

➤ T2 期是指前列腺癌局限在前列腺内,多数经过直肠指检可检查发现。

➤ T3 期是指前列腺癌突破包膜,可侵犯到精囊腺等周围组织。

➤ T4 期是指前列腺癌已发生盆腔淋巴结转移或远处骨骼等处的转移。

N 期为盆腔淋巴结转移;而 M 期则为肿瘤发生盆腔外淋巴结转移、骨骼或内脏等远处转移。

按照以上 TNM 分期法,T1 和 T2 期的前列腺癌是没有突破前列腺包膜,癌局限在前列腺内部,用 T1~2N0M0 表示,这就是常说的早期前列腺癌,临床上又称为局限性前列腺癌。T3 和 T4 期是前列腺癌突破包膜,癌扩散转移至前列腺周围组织如精囊腺,或盆腔淋巴结,或远处骨骼等,为局部进展期前列腺癌,归类为晚期前列腺癌。可见,前列腺包膜构成癌细胞向外扩散转移的重要屏障,厚度不到 1 毫米的包膜是否被突破成为早期、晚期前列腺癌的分水岭。

需要注意的是,手术前的临床分期可能与术后的病理学分期常出现不符合的情况。这是因为临床分期是根据术前的前列腺穿刺结果和影像学诊断结果判断的。对于极其微小的病灶,影像学无法显示;或腺体内的炎症、出血等因素干扰影像学判断,需要在术后通过病理切片应用显微镜观察才能发现,这就出现病理学分期高于临床分期的情况。最终临床医生会根据病理学分期结合临床分期进行后续的治疗。

对于局部前列腺癌,临床上又根据其复发转移的危险度区分低危、中危和高危。这种危险度分类是将患者的临床分期、病理分级和治疗前前列腺特异性抗原的数值相结合进行综合判断的结果(表 3)。危险度越高,根治后出现复发转移的概率越大。这也是临床上选择治疗方式和判断预后的依据。

表3　前列腺癌危险度分类

分级	临床分期	Gleason 分级评分	前列腺特异性抗原(纳克/毫升)
低危	T1~T2a	2~6	<10
中危	T2b	7	10~20
高危	≥T2c	8~10	>20

60. 前列腺癌容易发生什么部位转移？如何早发现和处理骨转移

　　长期的临床观察显示,当前列腺癌进入晚期阶段,它就容易发生骨转移,占所有远处转移的70%以上。此外,盆腔淋巴结也是常见的转移部位。

　　最常见的骨转移部位是脊柱、骨盆、股骨上段等承重骨,这与前列腺癌的亲骨性特性有关。发生骨转移的患者起初没有任何症状,以后随着转移病灶增大会出现骨骼疼痛,有的会出现病理性骨折。当患者出现骨骼疼痛时,医生通过 X 线或者 MRI 等检查能够发现骨骼转移病灶,但是诊断就比较晚了。临床上,有没有办法更早地明确前列腺癌是否发生骨转移呢？目前,早期诊断前列腺癌骨转移的检查方法为全身骨骼放射性核素显像(骨扫描),也称发射型计算机断层成像(ECT)。在检查时,医生会给患者的静脉内注射一种含有放射性核素的制剂,经过几个小时后,核素已均匀地分布在骨骼中,剩下的部分随肾代谢排出体外。当骨骼上有转移病灶时,放射性核素会被骨肿瘤更多地吸收,表现为核素密度过度集聚(图50)。即使很早期的骨转移病灶也会被核素骨扫描灵敏地检测出来,一般能比 X 线摄片检查提前6个月或更早的时间发现骨转移病灶。核素骨扫描还可以区分转移病灶与骨骼退行性病变和增生。

　　骨转移的患者需要尽量避免发生骨相关事件,如骨痛、病理性骨折等。骨相关事件中,脊髓压迫是非常严重的并发症,症状与受压的脊髓节段有关,早期可有坐骨神经痛、肢体麻木等,严重者可迅速出现截瘫,患者生活质量急剧下降,影响生存期。如影像学检查发现有脊髓压迫可能的病灶或患者出现上述症状,应尽早对这部分病灶优先放疗或手术,及时解除这种致命威胁。在有效控制肿瘤的前提下,一定时期内(如6个月或遵医嘱)可配合应用双膦酸盐静脉滴注,每月1次。它可以抑制破骨细胞活性,加快骨的修复和缓解骨痛,但不能明显改善患

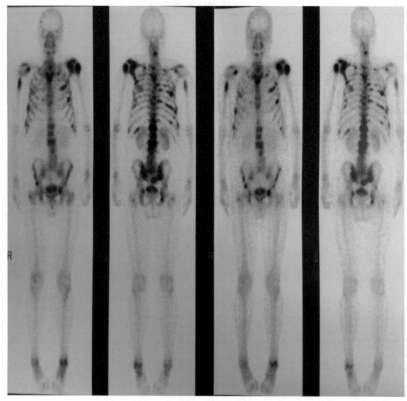

图 50　前列腺癌病例全身骨显像：全身多处放射性核素异常浓聚（多处骨骼转移）

者总生存期。须注意患者下颌骨、牙齿及周围组织的健康，并保持日常口腔卫生。

前列腺癌的病理、临床分期及癌转移

◆ Gleason 分级评分采用 5 级 10 分制，可以显示前列腺癌的腺体结构特征，表明肿瘤的细胞分化恶性程度，指导前列腺癌的诊断和治疗，并可判断前列腺癌的预后。前列腺癌 Gleason 分级评分的预后分组新标准，既能反映前列腺癌的恶性程度，还能判断患者的预后。

◆ 高级别的前列腺上皮内瘤和前列腺上皮非典型腺泡增生是前列腺癌的癌前期病变，需要在短期内再做穿刺活检。

◆ T1 和 T2 期前列腺癌局限在前列腺内部，成为局限性前列腺癌，属早期前列腺癌。而 T3 和 T4 期前列腺癌突破包膜，可侵犯到精囊腺等周围组织，或发生盆腔淋巴结、骨骼等远处转移，属于晚期前列腺癌。

◆ 由于前列腺癌的亲骨性特性，骨是最常见的转移部位。骨转移病灶可通过骨扫描检查，且能比 X 线摄片提前 6 个月或更早发现。

61.　前列腺癌的治疗方法有哪些？如何选择适合患者的治疗方法

前列腺癌的自然病程相差很大，患者既可以终身无任何症状，带肿瘤生存，也可以表现高度侵袭性，很快发生转移并引起可怕的病痛，最终导致死亡。对医生来说，前列腺癌的诊治是一个具有很强挑战性的工作。面临的挑战是为需要治疗的患者提供有效的治疗方法。对患者来说，前列腺癌不是一种绝症，但也不是无所谓的肿瘤，两个极端都是有害的。

前列腺癌的治疗方法包括手术治疗、放射治疗、化学治疗、免疫治疗及局部治疗中的冷冻消融（CA）、高强度聚焦超声治疗（HIFU）等，具体选用哪一种方法，需要根据患者的年龄、全身状况、肿瘤分期，以及患者预期寿命和对生活质量的要求等综合考虑。适合患者的治疗方法是最好的方法。下面介绍几种常用的治疗方法。

➤ 主动监测：指严密随访，积极监测前列腺癌的疾病演变进程，当出现肿瘤进展或临床症状明显时给予治疗。可见，它是主动的、积极的，不是被动的、消极的监测。适用于低危前列腺癌（有根治性手术和根治性放疗机会）或预期寿命短的患者；晚期前列腺癌患者治疗并发症重于生命延长和生活质量改善者。因为这部分患者观察期间的长期生存率与同年龄的无前列腺癌人群的生存率基本相同。另外，前列腺移行带的癌因其侵犯至直肠膀胱间隙的机会小，发生远处转移的概率低，随访观察也是可选择的治疗方式。选择主动监测的患者需充分知情，并且能够与医生密切配合，做到定期随访。但是，部分患者因产生严重的心理负担，此方法临床上实际应用较困难。

➤ 根治性前列腺切除术：是用于治疗局限性前列腺癌（早期）的常用而有效的治疗方法。这种手术开展已经 100 多年，技术难度很高，不过现在的技术得到不断的革新,手术变得比较容易掌握。根治性前列腺切除的范围包括前列腺、前列腺部尿道、双侧精囊及盆腔淋巴结。手术方式有开放的根治性前列腺切除术、腹腔镜根治性前列腺切除术及机器人辅助腹腔镜根治性前列腺切除术。其中机器人辅助腹腔镜根治性前列腺切除术是目前世界上公认的前列腺癌根治性手术的"金标准"(见第 62 问)。

无论采用哪一种手术方式,根治性前列腺切除术的主要优点:只要手术指征掌握恰当,手术操作熟练,在对周围组织损伤最小的情况下,有可能治愈前列腺癌,因为此手术显著减少肿瘤局部进展和远处转移,可提高患者生存率。根治性前列腺切除术的潜在缺点:如果肿瘤不局限在前列腺内部,或者手术施行不当,肿瘤还是可能切除不完全。另外,此手术有发生出血、尿失禁、勃起功能障碍的风险。据统计,术后 2%～20%的患者会出现持续性尿失禁,70%会出现勃起功能障碍。须注意,选择根治性前列腺切除术的患者对于手术的潜在缺点需充分知情,并且能够与医生密切配合。

对于晚期前列腺癌能否施行根治性前列腺切除术还是学界近几年讨论和探索的问题。骨寡转移的晚期前列腺癌根治性手术虽然有开展,但是实际效果需要有大样本的长期临床观察(见第 63 问)。

➤ 内分泌治疗:适用于各期前列腺癌,以及根治性手术后辅助内分泌治疗、根治性手术或放疗前的新辅助内分泌治疗等。内分泌治疗目的是降低体内的雄激素水平,阻断雄激素与其受体的结合,以抑制或控制前列腺癌细胞的生长。内分泌治疗的去势常用双侧睾丸切除手术或皮下注射促黄体生成素释放激素类似物(LHRH－a),如:戈舍瑞林(goserelin)、亮丙瑞林(leuprorelin)、曲普瑞林(triptorelin)等,都可以使血睾酮迅速且持续下降至去势水平。而抗雄激素药物以氟他胺(flutamide)、比卡鲁胺(bicalutamide)应用最为普遍(见第 64 问)。

➤ 放射治疗:简称放疗,分外放疗和内放疗。

外放疗是指放射源位于人体外一定距离集中照射前列腺、膀胱、后尿道及盆腔淋巴结的区域。现在大多使用医用电子直线加速器,钴 60(^{60}Co)-治疗机已较少用。外放疗可有效地控制前列腺癌的局部病变,也可缓解骨转移的疼痛及转移肿大的淋巴结等。各期患者均可采用,尤其适用于不能耐受根治性手术的高龄患者。早期患者采用放射治疗可以达到根治性治疗目的。目前外放疗多采用三维适形放疗(3D－CRT),它使用计算机将射线束聚焦于前列腺区,可以把对膀胱和直肠的放射性损伤降至最小。3D－CRT 的先进技术又有调强、螺旋断层及质子-重离子放疗等。调强放疗(IMRT)能够将射线剂量定位于几何形式复杂的照射野。螺旋断层放疗(HTOMO)采用放疗照射与CT同源的影像引导放疗系统,使定位肿瘤更精确,治疗肿瘤更精准,以及肿瘤组织的剂量更高,而周围正常组织得到更好的保护。使用高能质子-重离子放疗也是3D-CRT的一种形式,它的射线束能够在组织内"停止",将高剂量射线传送到局部区域。这些新技术都利用计算机测量前列腺的结构,使得肿瘤获得比常规放疗高的照射剂量,而肿瘤周围正常组织的照射剂量明显减少,达到治疗效果更好,不良反应更小。

内放疗大多采用碘125(^{125}I)放射性粒子永久性植入治疗前列腺癌,它属于近距离放疗。它经直肠双平面双实时三维治疗计划系统定位,通过冠状和矢状位交叉定位将放射性粒子植入前列腺内,提高前列腺的局部剂量,而减少对直肠和膀胱的放射影响。这是目前世界上治疗前列腺癌常用的内放疗方法,疗效肯定,创伤小。通常适用于早期低危的前列腺癌患者,尤其适合于不愿意或不能耐受前列腺癌根治术的患者。其治疗效果与根治性手术相仿(见第66问)。

➤ 化学治疗:简称化疗,它是去势抵抗性前列腺癌(CRPC)的重要治疗手段。CRPC的全身治疗原则包括继续应用内分泌药物使血睾酮维持在去势水平,采用化疗改善症状和延长生存时间,对骨转移应用双膦酸盐预防骨相关事件。常用化疗药物包括紫杉类、米托蒽醌、雌二醇氮芥等。目前,临床应用的有效化疗药物是多西他赛,它是一种细胞毒性药物,是紫杉烷家族的成员。它拥有独特的作用机制,适合于转移性去势抵抗性前列腺癌(mCRPC)。采用多西他赛联合泼尼松可显著延长这部分患者的总生存期,缓解症状,改善患者生活质量(见第67问)。米托蒽醌是一种半合成蒽环类衍生物,临床上对肿瘤有一定作用,与泼尼松联合应用能明显缓解症状(包括疼痛)。雌莫司汀是一种来源于17β-雌二醇类磷酸盐的氮芥衍生物,它对前列腺癌细胞有特殊的亲和力,既能降低睾酮的分泌,又有直接细胞毒作用。不良反应为恶心、呕吐、女性化乳房、血栓形成等。临床上目前应用较少。

➤ 局部能量治疗:这里是指除放射治疗之外的其他能量的局部治疗,包括高强度聚焦超声(HIFU)、冷冻、射频消融等。高强度聚焦超声治疗属于前列腺癌的局部能量治疗范畴,目前它和根治性前列腺切除术、根治性放射治疗相比较,这种方式的治疗对局限性前列腺癌的治疗效果还需要进一步临床观察和提高。研究显示,若联合其他治疗方法可以提高患者的生存率。自2000年起复旦大学附属中山医院泌尿外科应用高强度聚焦超声治疗前列腺癌并获得成功,治疗病例包括局限性前列腺癌和局部进展性前列腺癌(图51)。局部进展性前列腺癌采用内分泌治疗后,后续采用原发病灶和区域淋巴结的联合低剂量外放疗,结果显示了良好的治疗效果和更高的安全性,并提高了患者的长期生存。此研究成果获得上海医学科技奖三等奖[论文发表于*Asian Journal of Andrology.* 2011,13(3):499－504]。

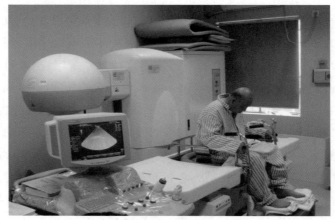

图51 复旦大学附属中山医院高强度聚焦超声治疗前列腺癌

62. 达芬奇机器人能进行前列腺癌根治性手术吗

回答是"能"。达芬奇机器人辅助腹腔镜手术(RALS)是由医生操控机器人来完成,在这里机器人只是为医生提供一个先进的、智能化的手术平台。它的特点是:机器人的"眼睛"(视频系统)高清立体,呈现3D,并使手术视野放大10倍,再细小的组织也难逃其火眼金睛;机器人的"手"(操作系统)有4条机械臂,经患者肚皮上的几个小孔钻进腹腔,一只"手"扶着摄像镜头,其他的"手"握着各类手术器械。这些"手"可不一般,有7个自由度,腕部能540°转动,比人手更加灵活。同时,还自动滤除人手的颤抖,实现同步、精准、灵活的各类手术操作。2000年,达芬奇机器人外科系统被美国食品和药品监督管理局(FDA)批准使用,同年Binder和Kramer首次报道了机器人辅助腹腔镜下前列腺切除术(RALP)。2003年,Menon报道机器人辅助腹腔镜下前列腺癌根治术的有效性及其应用潜力(图52)。随着手术病例的增加,机器人辅助腹腔镜根治性前列腺切除的技术越来成熟,手术时间缩短,出血更少,患者恢复更快,这种手术已被医患双方广泛接受。机器人手术代表了当今世界上最先进的微创外科手术,前列腺癌根治性手术采用达芬奇机器人辅助的方法是世界上公认的"金标准"。现在,机器人辅助根治性前列腺切除术在手术治疗局限性前列腺癌中越来越重要,占据主导地位。

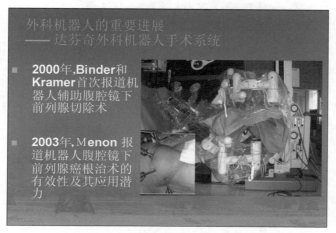

图52 世界首例达芬奇机器人辅助腹腔镜前列腺切除术

自2009年7月~2019年2月复旦大学附属中山医院泌尿外科已完成达芬奇机器人辅助根治性前列腺切除术超过1 000例,在国内单中心完成的该手术医院中名列前茅(图53、54,视频3)。

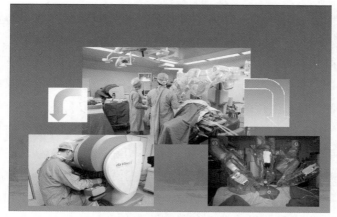

图53 复旦大学附属中山医院达芬奇机器人辅助腹腔镜根治性前列腺切除术

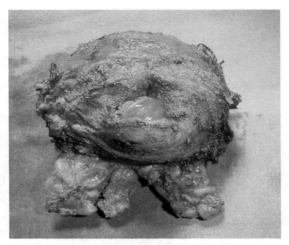

扫码观看视频
（视频3）

图54　前列腺癌根治性切除标本

🦋 63. ▌ 晚期前列腺癌可行根治性前列腺切除手术吗

晚期前列腺癌是指肿瘤突破包膜侵犯前列腺周围组织或发生淋巴结甚至远处转移。过去认为根治手术只适合早期局限性前列腺癌或局部进展期前列腺癌。多年来，无论是《前列腺癌诊治指南》还是《专家共识》都是遵循这一观点。但在最近的十几年中，发现部分骨转移的晚期前列腺癌患者在接受标准的内分泌治疗过程中做了根治性前列腺切除术。欧洲学者对这部分病例进行回顾性临床研究（2014年），结果显示，有选择地对有骨转移的晚期前列腺癌患者进行前列腺切除（减瘤手术）可以延长患者的生存时间；对于骨转移病灶少于2处（骨寡转移）的患者，获益更大。专家认为，这一研究结果可能会彻底改变晚期前列腺癌的治疗策略。又有来自美国的回顾性临床研究发现，晚期前列腺癌做了前列腺切除的患者5年总生存率为67.4%，而未作前列腺切除的患者5年总生存率只有22.5%；来自德国的临床研究结果与美国的非常接近，做了前列腺切除的晚期患者5年生存率为55%，而未做前列腺切除的晚期患者5年生存率只有21%。过去对根治性前列腺切除的谨慎态度主要是因为此手术出血、尿失禁等发生率较高，考虑其风险获益比的问题。随着近些年技术的进步和对前列腺解剖的认识不断深入，目前根治性前列腺切除术的并发症发生率已显著下降。所以，世界各国医生也探索晚期前列腺癌行根治性前列腺切除手术，目前尚需要进一步总结和提高。

这些研究结果对我国前列腺癌的治疗可能产生重大影响。在我国的前列腺癌患者中约 60％为有转移的晚期患者,而欧美发达国家晚期前列腺癌患者所占比例只有 5％左右。可见,按照现有的观点,我国大部分前列腺癌患者是没有手术机会的,5 年生存率只有 20％左右;如果实施前列腺切除(减瘤手术)手术,这些晚期患者的 5 年生存率有望得到提高。但是,因为种族和环境等差异,实际结果究竟如何还需要大样本的长期临床观察。此外,须注意晚期前列腺癌患者往往病程较长,病情较复杂,能否手术需要慎重,包括手术前完善必要的检查、病情评估、手术效果和并发症充分估计,并与患者及其家属沟通、知情。总体来说,从手术效果及预后来说,晚期前列腺癌不如早期前列腺癌也是事实。

64. 前列腺癌为什么可用内分泌方法治疗? 有哪几种方法? 有什么不良反应

内分泌治疗不是化疗,在这里是指运用调节人体内雄激素水平治疗前列腺癌。历史上,1941 年 Huggins 和 Hodges 发现手术去势(双侧睾丸切除)和雌激素可以延缓转移性前列腺癌的进展,首次证实雄激素去除的反应性。雄激素是前列腺癌细胞的有丝分裂原,可以刺激前列腺癌细胞的增殖。前列腺癌在无雄激素刺激的情况下会发生凋亡。所以,内分泌治疗患者是通过抑制睾丸来源的雄激素的产生及阻断肾上腺来源的雄激素,降低体内雄激素浓度及作用,以达到抑制或控制前列腺癌细胞生长。由 Huggins 和 Hodges 发现双侧睾丸切除治疗晚期、转移性前列腺癌的治疗方法在临床上获得巨大的成功,使晚期前列腺癌的治疗见到了希望,具有里程碑意义。至今,这种去势手术仍为患者治疗前列腺癌发挥作用,在一定程度上能够改善患者的症状,减轻患者的痛苦,延缓病程进展,有一定的治疗效果。因为 Huggins 在前列腺癌治疗领域中的突出贡献,他获得1966 年的诺贝尔生理学或医学奖(见医生札记 3)。

目前常用的内分泌治疗方法为去势和抗雄。

(1) 去势:是指雄激素剥夺治疗(ADT),分为手术去势和药物去势。手术去势是将患者的双侧睾丸切除,直接去除睾丸来源的雄激素。而药物去势是定期给患者注射促黄体生成素释放激素类似物(LHRH－a)如戈舍瑞林、亮丙瑞林、曲普瑞林等,都可以使血睾酮迅速且持续下降至去势水平。

（2）抗雄：即抗雄激素治疗，是指应用药物阻断雄激素受体，根据其分子结构的不同，这类药物分为类固醇和非类固醇两种。当睾丸来源的雄激素去除后，人体的肾上腺还分泌少量的雄激素，而非类固醇的抗雄激素药物如氟他胺、比卡鲁胺与前列腺细胞核雄激素受体具有强亲和力，抑制雄激素与其受体结合，降低睾酮及双氢睾酮对前列腺癌细胞的生长促进作用。

去势、抗雄或者两者相结合的最大限度的雄激素阻断（MAB）治疗是晚期前列腺癌内分泌治疗的 3 种主要的治疗方法，这些内分泌治疗已经沿用了多年，称为传统内分泌治疗。

内分泌治疗产生的不良反应有：疲乏、性欲减退，潮热、虚汗、失眠，部分患者会出现代谢综合征如糖尿病，贫血，还有部分患者出现乳房发育胀痛、骨质疏松和/或病理性骨折。这些不良反应主要是因为雄激素水平急剧下降引起。雄激素是一种类固醇激素，它参与人体肌肉发育、调节神经兴奋性、机体代谢、雌激素代谢、骨代谢等。这里还不得不提去势手术在部分患者中的影响，这种手术比较简单，而且治疗有效，但也给一些患者带来心理阴影，不愿意变成所谓"阉人"，故手术前必须得到患者知情同意。

65. 什么是新型内分泌治疗？有什么作用和特点

近年发现前列腺癌细胞也能分泌部分雄激素以满足自身的需要，新型内分泌治疗可以抑制或阻断这部分雄激素，使癌细胞处于更加恶劣的生存环境，它的生长和增殖就受到了抑制。此类药物有阿比特龙、恩杂鲁胺，主要用于传统内分泌治疗失效的去势抵抗性前列腺癌（CRPC）。

研究显示，CYP17 酶是合成雄激素及雌二醇关键酶。阿比特龙是一种新型的选择性 CYP17 酶抑制药物，它不仅可抑制睾丸和肾上腺分泌的雄激素，还可抑制前列腺癌细胞自身合成的雄激素，从而抑制前列腺癌细胞的生长，有明显的抗肿瘤的效果。而恩杂鲁胺是通过增加药物与雄激素受体的结合力去除这部分雄激素的作用，同样可以达到抗肿瘤的效果。

阿比特龙的治疗作用：①患者生存期延长。口服阿比特龙治疗转移性去势抵抗性前列腺癌（mCRPC）使患者的中位生存时间延长，如果早期服用则生存期可以进一步延长。②患者生活质量改善。它可以推迟骨相关事件的发生，延长肿瘤无进展生存期。常见的不良反应：包括人体外周组织水肿、低血钾、高血压。

这是由于此药物导致体内一种叫醛固酮的激素水平升高所造成。因为阿比特龙阻断类固醇代谢通路上游的关键酶,糖皮质激素合成因子共用这一通路,导致下游的糖皮质激素产生少,机体通过负反馈机制激活另外的通路生产糖皮质激素,但这个通路同时也负责生产一种副产品,就叫醛固酮。为了降低醛固酮,可以人为补充糖皮质激素,使得这个通路关闭。所以,阿比特龙治疗时,患者需要遵照医嘱口服泼尼松,但服药期间仍要检查肝功能、电解质,及时发现并处理不良反应。

66. 哪些前列腺癌患者需要放射治疗？有几种放射治疗方式

放射治疗能够长期控制肿瘤,它是前列腺癌患者重要的治疗方法之一。根据不同的治疗对象,有以下 3 种放射治疗方式。

(1) 根治性放射治疗:适用于局限性前列腺癌患者,适应证与根治性前列腺切除术相同。

(2) 辅助性放射治疗:适用于前列腺癌根治术后病理为 T3～T4 期、精囊受累、切缘阳性或术后血清前列腺特异性抗原持续升高的患者。

(3) 姑息性放射治疗:适用于局部晚期或转移性前列腺癌患者。

根据照射途径不同,放疗分为外放疗和内放疗。外放疗是指照射线(如 x 线或 γ 射线)通过多个照射野直接照射前列腺及其周围组织。外放疗多采用三维适形放射治疗(3D - CRT),它使用计算机将射线束聚焦于前列腺区,可以把对膀胱和直肠的放射性损伤降至最小。3D - CRT 的先进技术又有调强、螺旋断层及质子-重离子放射治疗等。其中,螺旋断层放射治疗(HTOMO)是一种新型的外放疗技术,它采用放疗照射与 CT 同源的影像引导放疗系统,使定位肿瘤更精确、治疗肿瘤更精准,以及肿瘤组织的剂量更高,而周围正常组织得到更好的保护。近年质子-重离子放射治疗已经在我国开展起来,它是利用带正电荷的质子(氢)或重离子(碳)经同步/回旋加速器高速进入人体到达特定的肿瘤部位,聚焦释放最大能量,形成"布拉格峰",杀灭肿瘤细胞,同时有效保护周边正常组织。其特点是治疗精确度高,剂量分布集中,治愈率高,不良反应小,对身体伤害小,比传统光子发射 x 线或 γ 射线治疗有更大的杀伤效应。适合放疗的重离子是碳离子,比质子具有更强的放射生物学效应,杀灭抵抗放射的肿瘤细胞。碳离子放疗对高危前列腺癌的疗效比光子更好。但是,目前设备极昂贵,治疗费用甚高,难以普遍开展。

内放疗即近距离放疗(brachytherapy),前列腺癌的内放疗是将发射源(是某一种放射性核素)直接放入前列腺肿瘤组织内,放射性核素在几个月内缓慢地释放射线,肿瘤细胞会慢慢地死亡。发射源主要种类有碘-125(^{125}I)、铱-192(^{192}Ir)等。内放疗又有两种,即暂时性植入(如^{192}Ir)和永久性植入(如^{125}I)。^{125}I永久性植入的方法是目前世界上治疗前列腺癌最常用的内放疗方法,它经直肠双平面双实时三维治疗计划系统定位,通过冠状和矢状位交叉定位将放射性粒子植入前列腺内,提高前列腺的局部剂量,而减少对直肠和膀胱的放射影响。它可以一次性完成治疗,疗效肯定,创伤小,尤其适合于不愿意或不能耐受前列腺癌根治术的患者。其治疗效果与根治性手术相仿。^{125}I永久性植入的方法适用于早期的局限性前列腺癌患者,对于有盆腔淋巴结转移或者肿瘤侵犯周围组织可能的患者,则不适合这种治疗。复旦大学附属中山医院泌尿外科自2002年起开展此项工作,取得很好的治疗效果(图55)。

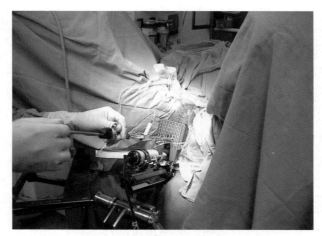

图55　复旦大学附属中山医院碘-125放射性粒子永久性植入前列腺治疗

放射性核素治疗还有采用氯化锶(89Sr-89)和氯化镭(223Ra)。将放射性核素注射入患者体内,核素可由血循环到达骨转移病灶部位,释放射线,杀灭肿瘤。但放射性核素治疗主要用于前列腺癌骨转移所致的骨痛,改善患者生活质量。对原发灶、内脏转移和淋巴结转移无效。

🐾 67. ▌**化疗能治疗前列腺癌吗？化疗的注意事项有哪些**

化疗是化学治疗的简称。患者通过口服或静脉应用化学药物，使得药物干扰癌细胞的 DNA 或蛋白合成，或干扰癌细胞的有丝分裂等产生细胞毒作用，杀灭肿瘤细胞或抑制肿瘤细胞增殖。

经传统内分泌治疗失败后，对转移性晚期前列腺癌患者予以全身化疗，可以帮助延缓肿瘤生长，延长患者生存期。化疗已经成为内分泌治疗失败后的标准治疗方法。《前列腺癌诊断治疗指南》指出：近年来，紫杉类药物已成为去势抵抗性前列腺癌（CRPC）的标准化疗。多西他赛（DTX）是一种细胞毒性药物，它是紫杉烷家族的成员，它拥有独特的作用机制，通过 P53 非依赖机制促细胞凋亡。P53 非依赖机制与抑制微管解聚和抑制抗凋亡信号相关，从而破坏肿瘤细胞的有丝分裂，导致肿瘤细胞凋亡。近期的 CHAARTED 研究结果显示，对晚期激素敏感期前列腺癌肿瘤负荷大的患者，如有多发转移，可规范应用内分泌治疗联合早期化疗，它可以显著增加患者的总生存期。对内分泌治疗失效的转移性前列腺癌，即转移性去势抵抗性前列腺癌（mCRPC），著名的 TAX327 大规模Ⅲ期随机药物临床试验研究证实，多西他赛联合泼尼松可显著延长这部分患者的总生存期，缓解症状，改善患者生活质量。特别是有骨痛、进行性贫血、出现肝或肺等内脏转移者，以及血清前列腺特异性抗原倍增时间短的患者要尽早应用化疗。

目前，多西他赛的使用方法：以多西他赛联合泼尼松为 CRPC 的标准一线化疗方案，通常按体表面积计算用量（75 毫克/平方米），每 3 周静脉滴注 1 次，滴速宜慢，同时联合应用泼尼松口服。为避免发生严重过敏反应，化疗前一天及当天还需要遵照医嘱口服地塞米松。化疗后每周需要检查血常规，观察中性粒细胞变化。常见不良反应是贫血和粒细胞计数减少，通过密切随访观察而保证其安全性；其胃肠反应和脱发的发生率极低。

🐾 68. ▌**前列腺癌治疗后血清前列腺特异性抗原再升高是怎么回事？什么是去势抵抗性前列腺癌？如何处理**

一般来说，早期前列腺癌患者经过根治性局部治疗（手术或放疗）后血清前列腺特异性抗原在短时间内都可以下降至最低数值（谷底），临床上表示治疗有效，甚至有可能治愈。然而，一些患者出现血清前列腺特异性抗原低水平一段时间以后又上升，这是怎么回事呢？对于接受根治性前列腺切除的早期前列腺癌患者，如果术后前列腺特异性抗原下降至最低数值（谷底）以后再升高，且血清前列腺特异性抗原超过 0.2 纳克/毫升；或者接受根治性放疗的早期患者，治疗后前列腺特异性抗原下降至谷底以后再升高，前列腺特异性抗原超过 2 纳克/毫升，这时候患者进入一种新的"临床状态"，认为发生了生化复发。换句话说，生化复发是患者在经过根治性局部治疗（手术或放疗）后出现以单纯前列腺特异性抗原升高为表现的疾病复发。值得注意的是，出现生化复发到发现影像学能显示的扩散转移病灶，可能会相隔数月或数年。生化复发后，需要密切随访，尽早咨询专科医师评估肿瘤的分期，进行直肠指检及其他器官检查（如骨、肺、肝等），判断是否局部复发或全身转移的可能性，选用补救性放疗或内分泌治疗。

下面说说前列腺癌治疗后血清前列腺特异性抗原再升高的另一种情况。晚期前列腺癌常常应用内分泌治疗，患者属于带瘤生存。如果内分泌治疗后血清前列腺特异性抗原下降至最低数值（谷底）以后再升高，这时候前列腺特异性抗原升高是前列腺癌转型的可能较大，而不属于生化复发。因为前列腺癌的发生发展与雄激素密切相关。晚期前列腺癌经过持续雄激素剥夺治疗（包括去势手术或药物），大多数患者起初都是有效的，但经过一段时间（14～36 个月）治疗后病变复发、进展，前列腺癌逐渐发展为雄激素非依赖性前列腺癌（AIPC）或激素难治性前列腺癌（HRPC）。目前对已经发生转型的前列腺癌统称为去势抵抗性前列腺癌（CRPC）。它的标准是：在血睾酮（T）＜1.7 纳摩尔/毫升（50 纳克/毫升）的前提下，每隔 1 周检测血清前列腺特异性抗原，连续 3 次升高，并血清前列腺特异性抗原值＞2 纳克/毫升。此时应更改治疗方案，目前指南推荐可选用新型内分泌治疗药物（如阿比特龙）或采用全身化疗（如多西他赛）（见第 65、67 问）；有骨转移的，应缓解骨痛，预防和降低骨相关事件的发生（见第 60、66 问）。

要点

前列腺癌的治疗及复发转移

◆ 根治性前列腺切除术是用于治疗局限性前列腺癌（早期）的有效的手术治疗方法。机器人辅助腹腔镜手术方式是目前世界上公认的前列腺癌根治手术的"金标准"。一些晚期前列腺癌（骨寡转移）患者行根治性前列腺切除术会延长生存期,但是实际结果需要大样本的长期临床观察,能否手术需要慎重。

◆ 内分泌治疗包括双侧睾丸切除术、皮下注射促黄体生成素释放激素类似物(如戈舍瑞林、亮丙瑞林、曲普瑞林),可使体内雄激素水平降低;而联合抗雄激素药物(如氟他胺、比卡鲁胺)治疗,可抑制或控制前列腺癌细胞生长。适合于早、晚期前列腺癌,以及术后辅助内分泌治疗和术前新辅助内分泌治疗等。

◆ 放疗可有效地控制前列腺癌的局部病变,也可缓解骨转移的疼痛及转移肿大的淋巴结等,适用于各期患者。放疗分外放疗和内放疗。

◆ 生化复发是患者在经过根治性局部治疗(手术或放疗)后出现以单纯前列腺特异性抗原升高为表现的疾病复发。

◆ 去势抵抗性前列腺癌是前列腺癌内分泌治疗 14～36 个月后,病变复发、进展而成,是晚期前列腺癌治疗的难点,预后差。

◆ 经传统内分泌治疗失败后,对转移性晚期前列腺癌患者推荐选用新型内分泌治疗药物或采用全身化疗,可帮助延缓肿瘤生长,延长患者生存期。

69. 前列腺癌患者治疗后需要随访吗？如何随访

前列腺癌患者治疗后的病情变化仍多种多样,大多数患者经治疗后前列腺特异性抗原会降至谷底,但是,少数患者则出现前列腺特异性抗原"反弹",甚至逐渐升高,这种情况常常引起患者的不安和恐慌,是否复发、转移是最大的担心。目前公认血清前列腺特异性抗原是反映治疗的效果,判断预后以及监测复发转移的主要观察指标,故前列腺特异性抗原是前列腺癌患者随访的基本内容。

(1) 根治术后无症状患者:根治术后 8 周或者更长时间进行血清前列腺特异性抗原检测,如果前列腺特异性抗原水平下降至<0.1 纳克/毫升或者几乎为 0 者,通常预后较好;如果前列腺特异性抗原水平超过 0.4 纳克/毫升并且持续升高,认为可能出现疾病进展。在手术后前 2 年随访应每 3 个月 1 次;2 年后每 6 个月随访 1 次;5 年后每年随访 1 次。对于根治性前列腺切除术患者,如前列腺特异性抗原降至谷底以后,前列腺特异性抗原值又连续多次升高,并>0.2 纳克/毫升,应考虑生化复发。需尽早进行全身情况评估,进行直肠指检及其他相应的影像学检查(骨、肺、肝等),一般每 6～12 月 1 次,并根据结果调整治疗方案。

(2) 内分泌治疗患者:内分泌治疗后每 3 个月进行一次随访。对于前列腺特异性抗原已控制的患者,在用药期间如发生前列腺特异性抗原"反弹",提示前列腺癌可能向去势抵抗性发展,应该引起重视。随访检查包括前列腺特异性抗原、肌酐、肝功能、骨扫描、B 超、CT 胸片等检查。须注意,内分泌治疗过程中需要检测血睾酮水平,去势水平要达到血睾酮(T)<1.7 纳摩尔/毫升。部分患者应用药物去势后,血睾酮不能达到该水平,则应该更换去势药物或采用手术去势。

(3) 放射治疗后患者:在 3～5 年内前列腺特异性抗原水平最低值达 0.5 纳克/毫升者的预后较好。放疗后如果前列腺特异性抗原降至谷底,前列腺特异性抗原值又连续多次升高超过 2 纳克/毫升时被认为有生化复发。这个标准对于复发的预测具有更高的敏感度和特异度,并且是远处转移、癌症特异性病死率和总体生存率的良好预测指标。内放疗后前列腺特异性抗原倍增时间短于 12 个月的患者可进行补救性治疗。

70. 防治前列腺癌,生活上应注意什么

预防前列腺癌首先要避免危险因素,其中年龄、遗传、种族等危险因素无法避免,故早期发现前列腺癌只能通过对老年男性、有家族史男性等进行体检筛查。目前已知约 60% 的致前列腺癌的因素来源于生存环境,在统计学上有显著相关性的风险性职业为制皂业、香水业和皮革业等。此外,有接触化学药品、除草剂、化肥的人员均增加患前列腺癌的风险。因此,改善人类的生存环境,做好职业防护,降低有害暴露的水平;预防致癌因子侵入人体,是前列腺癌的一级预防,尤其重要。这里还必须提及癌的发生发展与饮食结构、不良生活行为相关联。摒弃不良生活行为,建立良好的生活方式,有助于增强个体对抗致癌因子侵入的能力,预防癌的发生或至少推迟癌的发生,也是癌的一级预防。

对于已经确诊的前列腺癌患者,大多经早发现、早诊断、早治疗,临床适当的治疗可防止疾病恶化,还要防止癌复发转移,这些属于癌的二级预防和三级预防。生活上应注意以下几点。

➤ 合理饮食,使食物多样化,每天食物中谷类、蔬菜、水果、豆类应占 2/3 以上。主食粗细粮搭配,荤素兼有。多吃新鲜蔬菜和水果(图56)。有资料推荐食用西红柿、西红柿制品,以及豆制品(低脂豆奶、豆腐、豆类蛋白粉等),可能有益于降低患前列腺癌风险。

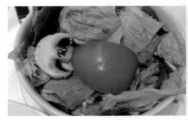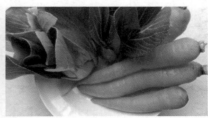

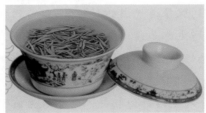

图 56　蔬菜和茶

➤ 饮食中高蛋白以多食鱼类、家禽,少食红肉(牛、羊)为宜,摄入有益的不饱和脂肪酸,避免过多摄取高动物脂肪,减少饱和脂肪酸入机体。

➤ 多喝绿茶。

➤ 戒烟、限酒。

➤ 保持合适的体重,坚持适当活动,拥有平和向上的心态。

➤ 适量的补充钙质和维生素 D,预防骨质疏松。

要点

前列腺癌的随访及防治措施

◆ 无论采用哪一种治疗方法,前列腺癌患者治疗后均需要进行规范的随访,其基本内容是血清前列腺特异性抗原检测。

◆ 重要的防治措施是:①强调合理饮食,特别是避免摄取过多高动物脂肪;②50岁以上男性每年接受例行的血清前列腺特异性抗原检测和直肠指检。

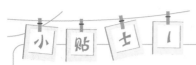

前列腺癌与前列腺增生症、前列腺炎之间有没有关系

前列腺癌与前列腺增生症、前列腺炎虽然同是前列腺器官发生的疾病，但却是3种完全不同的疾病，三者之间没有必然的关联。

（1）前列腺癌与前列腺增生症大多数发生于50岁以上男性，症状有或无，轻或重，都可以加以区分；而前列腺炎主要发生于中青年男性，症状与癌、增生也不相同。

（2）从病变部位、性质来看，三者也互不相同，前列腺癌的主要病变部位在前列腺背侧及外侧的外周带，是腺上皮细胞的恶性病变；前列腺增生症的主要病变部位在前列腺尿道周围的移行带，以前列腺间质增生为主。虽然前列腺癌和前列腺增生都是前列腺的一种异常增生状态，但是两者具有本质的区别，前者是恶性病变，后者是良性增生。而前列腺炎是指前列腺受到致病菌感染和（或）某些非感染因素刺激引起一系列临床症状，大多数与细菌感染无关，而与个人生活行为相关。学界认为前列腺炎不是单独的疾病，而是前列腺炎综合征。

（3）由于增生的腺体将前列腺外周部分挤压，患者行前列腺切除的主要组织是增生的前列腺尿道周围的移行带腺体，故前列腺增生症手术后，患者仍有可能患前列腺癌，也证明两者之间的区别。

因此，目前医学上对前列腺癌与增生、炎症之间是否相关尚无循症医学依据。

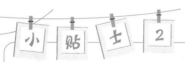

前列腺特异性抗原是如何发现的？它的背后有什么故事

20世纪70年代初，日本学者在研究免疫避孕时从精液中发现了一种精液特异性蛋白质，命名为γ精液蛋白。研究认为人类精液在射出后5分钟内凝结成半固体的胶体状态，再过5～20分钟凝块可自发水解为黏性的液体。这种精液凝结、水解的调节与其液化精液的基本功能有关。在1977年，美国Roswell Park癌症研究所的Wang与Murphy等从前列腺组织中

分离纯化到同样的蛋白质,并用其抗血清做免疫组化分析,当时发现只有在前列腺组织或前列腺癌组织中有特异反应,故将其命名为前列腺特异性抗原(prostate specific antigen,PSA)。在 1979 年,Wang 等率先报道人前列腺特异性抗原的蛋白。之后,1980 年由 Kuriyama 在前列腺癌患者的血清中检测到前列腺特异性抗原。1987 年,美国斯坦福大学的 Stamey 率先报道前列腺特异性抗原的临床研究,认为前列腺特异性抗原可以作为前列腺癌的一种血清标志物,由此才将血清前列腺特异性抗原作为前列腺癌的肿瘤标志物而逐渐应用于临床。前列腺特异性抗原在循环血液中的发现更是奠定其在前列腺癌筛查中的重要作用。

进一步的研究显示,前列腺特异性抗原产生于前列腺上皮细胞,是具有糜蛋白酶活性的丝氨酸蛋白酶,之后它分泌至前列腺导管系统。正常情况下,由于前列腺导管系统周围环境的屏障作用,前列腺特异性抗原局限于前列腺组织内,血液中的浓度很低。当发生前列腺炎、前列腺增生及前列腺癌时,该生理屏障被破坏,致使前列腺特异性抗原外泄入血,循环血液中的前列腺特异性抗原浓度大幅升高。所以,临床上可以将血清前列腺特异性抗原作为前列腺良、恶性疾病鉴别诊断、前列腺癌筛查和术后判断疗效、预后以及监测复发转移的主要观察指标。此外,前列腺特异性抗原也曾作为法医学上精液鉴定的标记物。

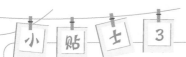

前列腺癌可以应用免疫治疗吗

研究结果显示,前列腺组织内存在一些肿瘤相关性抗原,从而证明前列腺癌是与免疫性相关的,以及前列腺癌免疫治疗的可行性。这些抗原主要有前列腺特异性抗原(PSA)、前列腺酸性磷酸酶(PAP)、前列腺特异性膜抗原(PSMA)、前列腺干细胞抗原(PSCA)、粘蛋白(MUC-1)和睾丸抗原(NY-ESO-1)等。

近年来,免疫治疗在实体瘤中的应用取得了很大进展。目前,新型免疫治疗技术包括细胞疫苗治疗、病毒疫苗治疗、免疫检查点抑制剂治疗和嵌合性抗原受体 T-细胞等。前三者已进入临床试验中,后者正进行临床前研究。用于前列腺癌的免疫治疗主要有以下几种。

(1) 基于自体免疫细胞技术的前列腺癌治疗性疫苗:Sipuleucel-T 是活性的自体同源性细胞免疫治疗的产物,它可刺激 T 细胞抗肿瘤的免疫应答。Provenge 疫苗可延长转移性去势抵抗性前列腺癌患者生存期,它是人类第一个经临床Ⅲ期试验验证的肿瘤疫苗。研究显示,应用疫苗组与安慰剂组相比较,Provenge 疫苗延长了患者生存期 3.9 个月,且毒副反应较轻,所有患者耐受性均良好。由于该疫苗的制备只能使用患者自体树突细胞(DC)负载高免疫原性的融合蛋白,因而无法批量制备。

(2) 基于病毒载体技术的前列腺疫苗:PROSTVAC-VF 是利用病毒载体可以诱导 T-细胞介导的抗肿瘤免疫,使机体产生类似自然感染病毒的免疫反应。目前的临床试验中患者生存期延长 8.5 个月,治疗后 3 年,治疗组的生存率延长 30%,而对照组仅为 7%。

(3) 免疫检查点抑制剂的单克隆抗体:伊匹本单抗是完全的人源 IgG 单克隆抗体,可结合并阻断强效的 T 细胞应答负调控剂 CTLA-4 的活性。CTLA-4 可随 T 细胞激活而上调以削弱 T 细胞应答,还可持续表达于 T 调节细胞(Tregs)并介导免疫抑制效应。对于前列腺癌,临床前试验将伊匹本单抗联合抗肿瘤标准治疗并取得明显令人鼓舞的结果。

因此,对于去势抵抗性前列腺癌(CRPC),在传统治疗方法失败后给予免疫治疗可能在患者体内形成潜在的持续、动态的免疫应答而杀伤肿瘤细胞,延长患者的生存期,提高生活质量。

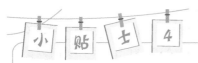

什么是多学科团队诊疗模式?
前列腺癌诊疗有没有多学科团队

多学科团队诊疗(MDT)是指来自两个以上相关学科的专家,形成相对固定的专家组,通过定期、定时、定地点的临床讨论会,围绕某一器官或系统的疾病进行讨论,在综合各个学科意见的基础上提出对某个患者的诊疗计划。这种诊疗模式的诸多好处包括:集中各个学科的优势,减少患者的精力和时间,加速启动合适的治疗,提供多种患者信赖的资源。多学科团队诊疗模式是一种国际上新型的以病人为中心,以多学科专家为依托的诊疗模式,它不仅是当今医疗技术发展的趋势,更是以人为本治疗理念的体现。目前,在国内尚未普遍开展,在我院对于复杂病症或者肿瘤,涉及多个科室共同负责同一患者,多学科团队可以有计划、合理地应用多种有效治疗手段,以最经济的方式取得最好的治疗效果,同时最大限度地改善患者的生活质量。

我院的前列腺癌多学科团队成立于2013年6月,它由泌尿外科、放疗科、核医学科、肿瘤内科、骨科、病理科、医学影像科等专家组成。定期举行MDT门诊,门诊实行预约制,一般有3个或以上专家参加。地点在中山医院高级专家门诊部。患者对象主要为局部进展性前列腺癌和转移性前列腺癌(如骨、肺、肝)。前列腺癌多学科团队诊疗模式由多学科专家联合对某一例前列腺癌患者进行诊疗,不同专科的专家能够在同一时间看到患者的全部临床资料,专家们从不同的视角提出看法和建议,整合各学科的先进理念和技术,使患者获得更科学、更规范、更合理的治疗方案,同时也给患者就诊带来方便,减少就诊往来次数,并提高就诊效率。

多学科团队诊疗模式,不仅使前列腺癌患者获益,同时也为各学科专家、医生之间进行交流和学习提供机会,为肿瘤患者合理、规范、最佳方案的制订起到促进作用。

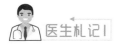

从新加坡总理李显龙患前列腺癌谈手术的“金标准”

2015年2月16日,63岁的新加坡总理李显龙因患前列腺癌进行了根治性前列腺切除术,手术很成功。手术前后,新加坡总理公署发布了有关消息。世界上许多媒体纷纷报道。得知李显龙患上前列腺癌,不仅新加坡公众开始关注此病,我国的网民和媒体也十分关切(图57)。

前列腺癌已成为男性的常见病,在全球范围内为男性中第2位最常见的癌症,而北美、北欧等地域发病率居首位,亚洲属低发病率地域。但是,近些年,新的病例都有明显增加。据报道,前列腺癌是新加坡男性的常见癌症,每年约有

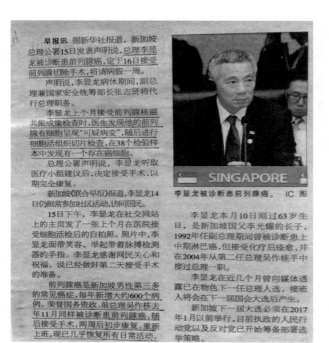

图57 李显龙患病的报道(此文见2015年2月16日《东方早报》)

600名新增病例。最近公布的2010年上海市市区恶性肿瘤发病率资料显示，2010年，上海市市区有1 034个前列腺癌新增病例。前列腺癌已居上海市市区男性恶性肿瘤的第5位。

据悉，2015年1月，李显龙曾接受核磁共振成像检查。医生发现他的前列腺有"可疑病变"，随后进行细针穿刺前列腺，在38个检验样本中发现有1个存在癌细胞，他被诊断患有前列腺癌。显然，他的前列腺癌处于早期。李显龙听取医疗小组的建议后，决定接受机器人辅助根治性前列腺切除术，以期完全康复。手术由李显龙的主治医生、新加坡中央医院泌尿外科主任郑畏三教授主持完成。据我们向郑教授了解，手术过程很顺利，在术后第2天，李显龙就出院，回家休养。2014年11月，新加坡前总理吴作栋也被诊断为前列腺癌。他也采用同样的手术，术后2周就逐渐康复并开始上班。目前，他们两位都已恢复正常活动。

早期前列腺癌患者应选择何种治疗？对于70岁以下(含70岁)的患者，通常首选根治性前列腺切除术。而70岁以后，随着年龄的增长，手术并发症的发生率会增加，医生经常会根据患者的身体状况等条件决定是否施行根治手术。

现在，根治手术的手术方式主要是机器人辅助根治性前列腺切除术，它已是国际医学界公认的"金标准"。

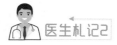

晚期前列腺癌不是绝症

×年×月，我接到我院一位内科医生的电话，他说自己有一个亲戚，男性，63岁，因为双下肢水肿，右腿疼痛，不能行走而在当地医院就诊。前列腺癌肿瘤性指标前列腺特异性抗原已超过1 000纳克/毫升，初步诊断为晚期前列腺癌伴全身骨转移。当时患者全家都笼罩在非常绝望、悲伤的氛围中。他作为一名医生也很着急，向我咨询患者还有几个月的寿命。因为肝癌、胃癌等癌症，如果癌已出现远处多发转移，往往意味着患者预期寿命较短。我让患者来我院泌尿外科就诊。

我仔细查阅了患者的病史和检查结果：血清前列腺特异性抗原达到1 100纳克/毫升；磁共振成像检查发现脊柱、右髂骨多发骨转移病灶，盆腔多个淋巴结肿大。查体：直肠指检前列腺横径5厘米，质地硬，左右侧叶都可触及硬结，双下肢水肿至膝盖下方，右侧髂骨压痛明显，有跛行。从临床表现看，我初步判断是晚期前列腺癌。

我让患者口服抗雄激素药氟他胺，并为他预约了前列腺穿刺活检。然而，患者认为自己的疾病为晚期肿瘤，预期寿命短，拒绝穿刺和治疗。我向患者反复说明了晚期前列腺癌的特点，之后他接受了先服药进行治疗。因为前列腺癌的生物学特性，需要雄激素的刺激癌细胞才会分裂增殖。当去除雄激素后，癌细胞将会发生凋亡，肿瘤会发生消退。服药2周后，复查前列腺特异性抗原降低为310纳克/毫升。此后，每月皮下注射1针戈舍瑞林。2个月后，患者骨痛减轻，下肢水肿减轻，跛行症状消失。治疗4个月后，骨痛和下肢水肿消失，盆腔淋巴结肿大消失，这时前列腺特异性抗原降至6纳克/毫升。对于病情的迅速好转，患者及其家属都觉得十分惊奇，主动要求穿刺活检，以及进行睾丸切除。前列腺穿刺活检结果为前列腺腺癌，Gleason评分4＋4＝8分。遂行双侧睾丸切除术，并继续口服氟他胺治疗。现在患者每个月来前列腺癌专病门诊随访。

对于晚期前列腺癌患者，如能及时采取内分泌治疗，不论是手术去势（双侧睾丸），还是药物去势（如皮下注射戈舍瑞林、亮丙瑞林、曲普瑞林），治疗后患者或许都能够存活较长时间。目前,这位患者的前列腺癌已被控制,若再能够进行综合治疗(如联合辅助放疗),患者长期存活也不是不可能的,甚至不会死于前列腺癌。所以,晚期转移性前列腺癌患者也应积极治疗,放弃治疗实属不可取。

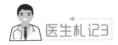

高龄前列腺癌治疗亦可有良效

2015 年 5 月一天的上午,风和日丽。我正在看门诊时,诊室的门被推开,缓缓被推进来的轮椅车上坐着一位慈祥的、精神矍铄的老人。推车的年轻人跟我打招呼,我一看轮椅车上的老人,原来是我多年未见的老患者,我马上起身说:"魏老,您好呀! 今年高寿多少了啊?"他清楚地回答我:"99 岁啰,我很好。多年不见,你已是老医生了。"于是,我们就聊了起来。

1997 年年初,魏老因尿频、尿后滴沥,排尿不畅,又发生血精 3 个月而来泌尿外科就诊。B 超检查提示前列腺肥大,残余尿 100 毫升。放射免疫法测定前列腺特异性抗原>4 纳克/毫升。直肠指检前列腺中央沟变浅,表面不光滑,可触及多个硬结节。前列腺穿刺活检病理为前列腺癌。根据当时的诊治原则,魏老接受了双侧睾丸切除术,术后口服氟他胺和放疗。治疗后的 5~6 年,魏老一直在门诊随访。只是近几年年岁上去了,他因为行动不方便,才没有来随访。

前列腺癌采用手术切除双侧睾丸(去势)是经典的治疗方法。它能去除男人体内的雄激素,从而达到治疗前列腺癌的目的。将双侧睾丸切除在我国民间俗称"阉割",也许有人会问:难道"阉割"也能治疗癌症? 但事实就是如此。

早在 1840 年,Hunter 曾报道前列腺上皮细胞在去势后会发生萎缩。后来,Huggins 提出进一步的假设,他认为前列腺癌细胞与良性前列腺上皮细胞具有相似的生物学行为,所以对雄激素剥夺也具有相似的反应。1941 年,基于实验室的研究结果,Huggins 发明了切除睾丸去除雄激素治疗晚期前列腺癌的方法,获得巨大成功。他最早报道了对 21 例局部晚期或转移性前列腺癌患者进行了手术去势治疗。结果发现,除了 3 例患者,其余患者的临床状况都明显得到改善,表现为体重增加、贫血纠正、疼痛好转。正因为如此,采用去势手术治疗晚期前列腺癌至今仍是临床上常用而重要的方法。又有研究证实,前列腺癌细胞是一种特殊的癌细胞,其中绝大多数需要依赖雄激素供给的营养才能够生存。当这些赖以生存的雄激素被去除后,前列腺癌就会逐渐萎缩或消失。所以,从实践和理论上都明确提示,去势能够治疗前列腺癌,不管是早期还是晚期。Huggins 医生也因为在前列腺癌治疗领域中的突出贡献——前列腺癌激素治疗的奠基人,而获得 1966 年的诺贝尔生理学或医学奖(图 58)。

但是,去势治疗后,患者会出现食欲增加,性欲丧失、勃起功能障碍,潮热等常见不良反应。去势后,初期大多数患者都是有效的,经过 14～36 个月却不幸地出现雄激素非依赖状态,往往导致不可避免的疾病进展,后果很严重。Huggins 也认为,虽然激素治疗可以很大程度地使前列腺癌衰退,但是显然在控制前列腺癌这一疾病上仍有失败之处。当今,先进的医疗技术普及,各种治疗

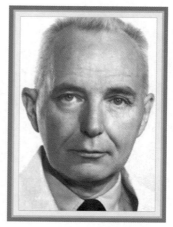

图 58　Charles Brenton Huggins（1901—1997）

方法综合应用,临床上已将前列腺癌患者去势治疗联合放疗,使前列腺癌病灶或淋巴结转移的局部进一步得到治疗,其结果显著地改善了预后,也就是可以提高总体生存率,减少特异性病死率和延长无疾病进展生存期。

1997 年,魏老来就诊时 80 岁,经过手术去势和放疗,现在已生存 19 年。他非常开心。他站起来整了整衣服、围巾和帽子,拉住医生要合影。医生和旁边的年轻人都说:"魏老,祝您健康长寿!"

第四章 睾 丸 肿 瘤

71. 睾丸肿瘤是一种什么样的疾病

　　睾丸肿瘤较少见，它几乎都是恶性的，占男性恶性肿瘤的 $1\%\sim1.5\%$，但在 $15\sim34$ 岁男性中却是最常见的恶性肿瘤。

　　不同的地区、种族发病率有明显差异。全球范围内西欧、北欧和澳大利亚男性的发病率最高，非洲和亚洲最低。在美国，黑种人发病率是白人的 $1/3$，是非洲黑种人的 10 倍。在以色列，犹太人比非犹太人的发病率至少高 10 倍。20 世纪以来，全球发病率有逐渐上升趋势，近 40 年来上升超过 1 倍。我国发病率为每年 $1/10$ 万左右，占男性全部恶性肿瘤的 $1\%\sim2\%$，占泌尿生殖系统肿瘤的 $3\%\sim9\%$。据上海市恶性肿瘤发病率统计，2012 年睾丸肿瘤发病率为 $0.96/10$ 万人，占男性恶性肿瘤的 0.21%。睾丸肿瘤发病多为一侧，且出现在右侧更常见，双侧睾丸肿瘤仅占 $1\%\sim2\%$，可同时或相继发病。

　　睾丸肿瘤的病因尚不清楚。流行病学研究提示某些先天性因素与睾丸肿瘤相关，如隐睾和睾丸未降、家族遗传因素、克氏综合征（Klinefelter 综合征）、睾丸女性化综合征、多乳症即雌激素分泌过量等。其中先天性异位睾丸或隐睾症与睾丸肿瘤的发生关系密切，$7\%\sim10\%$ 的睾丸肿瘤患者有隐睾症病史。在双侧原发性睾丸肿瘤患者中，约 50% 伴有隐睾症。后天性因素有外伤或感染导致的睾丸萎缩、职业暴露、营养因素、以及母亲在妊娠期应用外源性雌激素过多等。另外，某些染色体的异常和基因突变也与罹患睾丸肿瘤相关。基因学研究表明睾丸肿瘤与 12 号染色体短臂异位特异性相关，P53 基因的改变与睾丸肿瘤的发生相关，而睾丸癌相关基因的突变包括 4、5、6 和 12 号染色体。

　　睾丸肿瘤的病理类型呈现多样，$90\%\sim95\%$ 为生殖细胞肿瘤，其余为非生殖细胞肿瘤；生殖细胞肿瘤中精原细胞瘤是最常见的，多见于 $21\sim30$ 岁发病的男性,而非精原细胞瘤则多见于 31～40 岁发病的男性(见第 74 问)。

睾丸肿瘤在早期症状不明显,典型的临床表现为:阴囊内出现无痛性肿块并逐渐增大,不到半数的患者自觉睾丸沉重,下坠明显或轻度疼痛。有些患者因婚检或不育、外伤等偶然情况下意外发现的。值得警惕的是,约 10% 的患者因表现为"睾丸附睾炎"而延误诊断。事实上,"睾丸炎"很少发生,对于任何可疑的睾丸肿块,均应及时就诊,并进行 B 超检查。

睾丸肿瘤在人实体性肿瘤中已成为有可能治愈的肿瘤之一,当然不同患者的病理类型、恶性程度及就诊时的分期不同,疗效也有不同。患者需要接受以手术为基础的综合治疗(如放疗、化疗),并进行密切随访,才能获得良好疗效。近年来,睾丸肿瘤的 5 年生存率由原来的 78% 上升到 91%。病死率由 20 世纪 70 年代前超过 50% 降至近年的 5%。

总之,睾丸肿瘤比较少见,它在年轻男性中发病居首位。睾丸肿瘤的病因尚不清楚,但先天性异位睾丸或隐睾症与睾丸肿瘤的发生关系密切,某些染色体的异常和基因突变也与罹患睾丸肿瘤相关。睾丸肿瘤在早期症状不明显,对于任何可疑的睾丸肿块,均应及时就诊和处理。

72. 隐睾为什么会恶变

正常时,睾丸在胚胎发育过程中位于后腹膜肾水平,随着胎儿的成熟,逐渐下降经腹股沟管进入同侧阴囊。隐睾是指在出生时,一侧或双侧睾丸停滞于下降途中,未进入同侧阴囊中。它是一种常见的男性生殖系统先天性疾病。新生儿隐睾发生率约 4%,1 岁时为 0.66%,说明在出生后睾丸仍可继续下降,1 岁以后仍未降至阴囊者,被认为隐睾。

隐睾症与睾丸肿瘤的发生关系密切(见第 71 问),隐睾恶变多数发生在 20 岁之后,发生率较正常位置的睾丸恶变概率大 20～40 倍。隐睾位置越高,发生恶性肿瘤的机会越大。有报道,腹腔内隐睾恶变的可能性为 1/20,而腹股沟内隐睾发生肿瘤的比例为 1/80。

隐睾容易发生睾丸肿瘤有 5 个可能的因素,这些因素或许是隐睾会恶变的原因。

(1)异常的生殖细胞形态。研究发现,睾丸精原细胞和支持细胞的超微结构异常,在 3 岁隐睾患儿中就很明显。由隐睾发生的肿瘤大多数是生殖细胞肿瘤源性肿瘤,异常的生殖细胞与恶性变可能直接相关。

（2）性腺发育不全。隐睾伴有不同程度的发育不全,其体积较正常睾丸小而质软,显微镜下可见曲细精管蜕变。部分伴有睾丸附睾分离、附睾头或输精管缺如等异常。临床观察发现,尽管施行睾丸下降固定手术,仍然不能完全阻止睾丸肿瘤发生。故认为曲细精管发育受阻与睾丸肿瘤发生密切相关。

（3）发育不良的隐睾因细胞分化的异常及腹腔内高温的慢性损伤,容易恶变。

（4）隐睾的血液供应不足,而且所处内环境温度相对比较高,发生肿瘤的部位出现血管周围纤维化、透明样变及增厚等组织学变化。

（5）隐睾,尤其是双侧隐睾者可发生内分泌机能紊乱。

73. 阴囊内肿块都是睾丸肿瘤吗

首先对阴囊及其内容物作一了解。阴囊属男性的外生殖器官,位于阴茎根部的下方,两大腿之间。它是一个能够活动的袋状结构,由阴囊膈将其一分为二,囊内有睾丸、睾丸鞘膜、附睾、精索血管、输精管等。这些结构受阴囊保护,阴囊壁热时松弛,冷时收缩,可调节阴囊内的温度,使得睾丸的生精上皮在合适的温度下产生精子。如果阴囊的内容物异常,除睾丸肿瘤外,常见的疾病有鞘膜积液、睾丸炎、附睾炎、附睾结核、附睾囊肿、精索静脉曲张、输精管结扎后的瘢痕结节,以及较少见的附睾、精索肿瘤等,这些疾病均可表现为阴囊内肿块,需要与睾丸肿瘤鉴别。

从疾病性质判断,急性炎症肿块一般都有红、肿、热、痛的特点,可出现畏寒、发热等全身症状;肿瘤性肿块常呈无痛性,抗感染治疗后肿块不消退。如果表现为睾丸无痛性增大,用手托时有沉重感,特别是触摸到睾丸孤立的质硬肿块或弥漫性肿大,容易与附睾分开,不要忽视睾丸肿瘤发生,应到医院的泌尿外科或男科就诊。

须注意,若患者有外伤史,阴囊内肿块在外伤初期比较大,以后逐渐缩小,对阴囊血肿机化形成的肿块应与睾丸肿瘤鉴别。另外,临床上常发生于青少年,有突然发作睾丸疼痛和肿胀,应注意发生睾丸扭转可能,这时候应立即去医院的泌尿外科急诊。医生会给以多普勒超声检查,若显示患侧睾丸无血流或者血流减少,结合患者病史、体检可以与睾丸肿瘤鉴别,获得正确的诊断。

74. 睾丸肿瘤有几种类型

睾丸肿瘤多属恶性。分原发性和继发性两种,常常是原发的,继发的罕见。

原发性睾丸肿瘤病理类型复杂、多样。90%～95%为生殖细胞肿瘤,其余为非生殖细胞肿瘤。生殖细胞肿瘤包括精原细胞瘤及非精原细胞瘤两大类。精原细胞瘤居大多数。非精原细胞瘤有胚胎癌、卵黄囊瘤、绒毛膜癌、畸胎瘤等,临床上非精原细胞瘤可表现为多种生殖细胞成分的混合型肿瘤,其中最常见的是胚胎癌和畸胎瘤的结合,亦见精原细胞瘤与胚胎癌和畸胎瘤混合瘤。非生殖细胞肿瘤较少见,但种类较多,包括性索—性腺间质肿瘤、其他非特异性间质肿瘤。前者包括间质细胞瘤、支持细胞瘤、颗粒细胞瘤等,后者包括卵巢上皮型肿瘤、集合管和睾丸网肿瘤等。睾丸肿瘤在发生转移时,转移瘤的病理类型可以与原发肿瘤不一致,即转移瘤含有其他的病理类型。临床上有10%左右的睾丸原发肿瘤与转移瘤的病理类型不一致。必要时,应根据转移灶的病理类型调整治疗方案。

睾丸肿瘤的病理类型与患者发病年龄有密切联系。睾丸肿瘤的发病年龄高峰有3个阶段,即20～40岁,60岁以后和0～10岁。婴儿期卵黄囊瘤多见(见第113～115问),20～40岁多发生殖细胞肿瘤包括精原细胞瘤、胚胎癌和畸胎瘤。而60岁以上睾丸肿瘤几乎一半为恶性淋巴瘤,属继发性睾丸肿瘤。睾丸肿瘤的发生与睾丸的功能状态存在一定关联,发生的年龄高峰多与雄激素的水平相符合。

继发性睾丸肿瘤是其他肿瘤转移或侵犯睾丸形成的肿瘤。最常见是淋巴瘤和白血病,对于老年男性的睾丸肿块,首先要考虑淋巴瘤的可能性,双侧性睾丸肿瘤中B细胞性恶性淋巴瘤是常见的。

可见,不同的病理类型具有不同的临床特点、不同的治疗敏感性和不同的预后。因此,通过手术取得病理证据,是进一步治疗的前提。

❋ 要点

睾丸肿瘤的发病情况、病因及分类

◆ 睾丸肿瘤比较少见,它在年轻男性中发病居首位。

◆ 睾丸肿瘤的病因尚不清楚,但先天性异位睾丸或隐睾症与睾丸肿瘤的发生关系密切。7%～10%患者有隐睾症。某些染色体的异常和基因突变也与罹患睾丸肿瘤相关。

◆ 睾丸肿瘤多属恶性,分原发性和继发性。多见原发性,继发性较少。原发性睾丸肿瘤类型多而复杂,90%～95%为生殖细胞肿瘤,其余为非生殖细胞肿瘤。而生殖细胞肿瘤中又分为精原细胞瘤及非精原细胞瘤,非精原细胞瘤有胚胎癌、卵黄囊瘤、绒毛膜癌和畸胎瘤等。非生殖细胞肿瘤有睾丸间质细胞瘤、支持细胞瘤、性腺胚胎细胞瘤等。非生殖细胞肿瘤较少见,但种类较多,性索-性腺间质肿瘤占大部分,其中以睾丸间质细胞瘤和支持细胞瘤为主。

75. 睾丸肿瘤有哪些临床表现

原发性睾丸肿瘤好发于20～40岁青壮年,30岁为发病高峰年龄。常见的临床症状是阴囊内单发无痛性肿块,逐渐增大并有沉重感或坠胀感,从最初的感觉异常到明显的症状3～6个月,多数为洗澡时触及阴囊内肿块而发现。因此,患者的感觉和自身检查非常重要。部分患者表现为睾丸疼痛,与肿块迅速增大时睾丸白膜张力增大或肿瘤内出血有关,甚至可引起腹股沟和背部牵涉痛。约有10%的患者表现为阴囊红肿、全身发热、伴疼痛等,类似急性睾丸炎或附睾炎症状,需要进行临床鉴别。若出现腹膜后、肺、骨转移等,可以表现为腰背痛、咳嗽、呼吸困难、骨痛等症状。远处淋巴结转移时可以扪及颈部、锁骨上、腹股沟肿大的淋巴结,腹膜后淋巴结转移可致下肢水肿。也有患者以男性不育就诊。

76. 如何诊断睾丸肿瘤

根据病史、临床表现和典型的体征,诊断并不困难。患者发现阴囊内肿块后积极就诊的意识,以及医生的警惕性是早期诊断的关键。一般早期患者的症状较少,无疼痛,或仅有阴囊坠胀感,容易被忽视。在健康体检时,不要刻意忽略泌尿生殖系统检查,可以提高睾丸肿瘤的早期检出率。

(1)B超检查:是睾丸肿瘤首选的检查项目,它可以明确肿块来源于睾丸内还是睾丸外,同时对睾丸肿块的性质做出初步判断,敏感性可达100%。对于年轻男性出现腹膜后或盆腔肿块、不育症、血清甲胎蛋白(AFP)和/或人绒毛膜促性腺激素(hCG)升高者,均应警惕睾丸或隐睾肿瘤,可先行超声检查。外伤或炎症后睾丸萎缩是肿瘤的高危因素,B超检查是最经济方便的随访手段。通过 CT 或 MRI 检查对后腹膜、肺、纵隔等部位扫描,可以明确睾丸肿瘤有无转移并进行临床分期。

(2) 肿瘤标志物检测:肿瘤标志物简称瘤标,是一些存在于血液、组织中的肿瘤特异性蛋白。检测瘤标可以发现影像学难以发现的微小肿瘤,瘤标升高比临床出现症状和体征要早几个月,还可以预示肿瘤的发展。临床上,对睾丸肿瘤的诊断、分期、监测复发、观察疗效和预后有重要作用。主要包括一类与胚胎发育相关的癌性物质,如甲胎蛋白(AFP)、β-人绒毛膜促性腺激素(β-hCG);另一类细胞酶类,如乳酸脱氢酶(LDH)等。

● 甲胎蛋白(AFP):在胎儿时血清甲胎蛋白水平很高,1 岁后很少升高。正常成年人甲胎蛋白值<20 微克/升。50%～70%的睾丸非精原细胞瘤肿瘤(如胚胎癌、卵黄囊瘤、畸胎瘤)甲胎蛋白有不同程度的升高。

● β-人绒毛膜促性腺激素(β-hCG):在正常人 β-人绒毛膜促性腺激素不会升高,血清 β-人绒毛膜促性腺激素正常值<1 微克/升。β-人绒毛膜促性腺激素浓度明显升高提示有绒毛膜癌或含有绒毛膜癌成分,多见于某些非精原细胞瘤肿瘤。绒毛膜癌的 β-人绒毛膜促性腺激素几乎 100%升高,含有绒毛膜癌成分的胚胎癌也会导致 β-人绒毛膜促性腺激素升高。纯精原细胞瘤和非生殖细胞瘤上述两个瘤标均不会升高,一旦升高,则意味着该肿瘤或其转移病灶中含有非精原细胞成分。

● 乳酸脱氢酶(LDH):特异性不高,与肿瘤体积相关,多在进展性精原细胞瘤患者血清中升高,可作为精原细胞瘤分期的参考。

以上这些瘤标的检测可作为术前诊断的辅助手段,但瘤标不升高者(阴性)也不能完全除外睾丸肿瘤。总的来说,非精原细胞瘤出现一种或两种瘤标升高的机会可达 90%,精原细胞瘤则为 30%左右。瘤标更重要的是作为术后随访、早期发现肿瘤复发、转移病灶及其疗效判断的指标。但应注意,甲胎蛋白并非睾丸肿瘤的特异性瘤标,若升高必须排除活动性肝炎、肝癌等因素。

睾丸肿瘤的早诊早治直接关系到患者的远期预后。对于不明原因的阴囊内肿块,难以排除睾丸肿瘤的患者,尽早手术探查是必要的。一旦确诊,均应行患侧睾丸根治性切除。如果不能明确,可切取可疑部位行睾丸组织活检。

77. 如何判断临床分期

睾丸肿瘤分期的主要目的是判断肿瘤的解剖学范围、淋巴结或远处转移状况，了解肿瘤的预后。除了临床表现、体格检查外，需结合甲胎蛋白等肿瘤标记物、盆腹腔 CT、胸部 CT，甚至骨扫描、PET - CT 等影像学检查综合判断。需要注意的是，睾丸肿瘤临床分期的判断是一个动态和不断修正的过程。对于某些非精原细胞瘤，术后应根据清扫的后腹膜淋巴结阳性率重新判断分期。一般认为，甲胎蛋白和 β - 人绒毛膜促性腺激素在术后 7 天内恢复正常，如这些肿瘤标记物持续升高或一度下降后再次升高，均提示有潜在转移灶或复发可能，需要进一步的检查并据此调整治疗方案。

睾丸肿瘤的预后除了与病理分期有关，还与肿瘤组织学类型、细胞分化程度、肿瘤标记物等密切相关。结合以上各个方面，睾丸肿瘤的预后大致分为良好、中等、差 3 个等级。需要医生的专业判断，当然，因为个体差异大，不排除例外的情况。

78. 睾丸肿瘤转移有哪些途径

除绒毛膜癌以血行转移为主外，睾丸生殖细胞肿瘤主要转移途径为淋巴播散。因睾丸胚胎发源于肾门水平，因此淋巴转移从肾门开始，沿着腹主动脉、下腔静脉周围逐渐向下，直至髂总静脉、髂外静脉旁淋巴结。这些淋巴回流系统被堵塞后，或者睾丸肿瘤突破白膜，侵犯精索、附睾时，可以播散到闭孔、盆腔、腹股沟淋巴结；或者经过复杂的淋巴交通网络转移至纵隔甚至锁骨上。

晚期肿瘤可以发生内脏转移，好发部位依次为肺、肝、脑、骨、肾、肾上腺、胃肠道、脾。绒毛膜癌最主要的转移部位是肺和脾。

✿ 要点

睾丸肿瘤的症状和诊断

◆ 好发于 20～40 岁，常见的临床症状是睾丸无痛性增大，有沉重或坠胀感，发现阴囊内肿块等。

◆ 患者积极就诊的意愿和医生的警惕性是早期诊断睾丸肿瘤的关键。

◆ 影像学检查包括阴囊部位 B 超检查，后腹膜、肺、纵隔等部位 CT 或 MRI 扫描。

◆ 血清甲胎蛋白、β-人绒毛膜促腺激素及乳酸脱氢酶可作为术前诊断的辅助手段,以及术后观察疗效和监测肿瘤复发转移的判断指标。

◆ 睾丸生殖细胞肿瘤主要转移途径为淋巴,而绒毛膜癌以血行转移为主。

79. 睾丸肿瘤的治疗有几种方法

不同类型和分期的睾丸肿瘤,其治疗方案有不同的适用原则。不论病理类型如何,以手术为先,辅以放疗、化疗。

手术在腹股沟内环处分别结扎精索血管及输精管,整块切除精索、睾丸及其周围鞘膜,这种手术称为经腹股沟途径根治性睾丸切除术,有时也会简称为睾丸高位切除术。对于双侧睾丸肿瘤或孤立睾丸的肿瘤患者,如果有生育要求、睾酮水平正常,且肿瘤体积小于睾丸的30%,可考虑保留睾丸组织手术,但术后发生原位癌的机会较大,一般都需辅助放疗。但应明白,即使采取了阴囊的保护措施,放疗同样有导致不育和雄激素不足的危险。对于有生育要求者可以延缓放疗。

对于已经切除原发肿瘤的早期(Ⅰa、Ⅰb期)精原细胞瘤、以及腹膜后淋巴结转移灶≤2厘米的Ⅱa期病人,结合腹膜后放疗或1～2周期的辅助化疗,肿瘤特异性生存率达99%,可接近治愈。随访依从性好的早期精原细胞瘤患者,睾丸根治术后也可以不做辅助治疗,采取严密监测,两年内是复发高峰。Ⅱb期(腹膜后淋巴转移灶>2厘米)或以上的晚期患者,除了标准的放射治疗,一般会接受以铂类制剂为基础的化疗方案,90%患者有效。

非精原细胞瘤患者在根治性睾丸切除术后,则需要根据具体情况评估,决定腹膜后淋巴结清扫术(RPLND)的时机。如术后病理证实存在腹膜后淋巴结转移,应行辅助化疗;如术后病理未发现淋巴结转移灶,一般无须进一步治疗,但同样需密切随访,部分患者会出现远处脏器转移。对于瘤标显著升高、腹膜后转移灶负荷大的患者,可以在3～4疗程的化疗后再施行腹膜后淋巴结清扫术。腹膜后淋巴结清扫手术病死率较低,但创伤较大,可发生淋巴漏、肠梗阻、肠粘连等并发症,即使采取保留神经的腹膜后淋巴结清扫术,几乎所有患者都会出现不同程度的逆行射精、阳痿或不育。对此患者必须充分认识,知情同意。

对于间质细胞瘤和支持细胞瘤等非生殖细胞来源的恶性肿瘤,以根治性睾丸切除＋腹膜后淋巴结清扫为主,化疗和放疗作用尚不清楚。

睾丸淋巴瘤等造血系统肿瘤是全身广泛转移的一部分,或是临床隐匿型淋巴瘤的最初表现。在睾丸切除明确病理后,均应采取相应的化疗和放疗。

总之,近年来,睾丸肿瘤的生存率有很大的提高,主要得益于早期诊断、准确的临床和病理分期,以及包括手术、化疗、放疗在内的综合治疗的进展,早期睾丸生殖细胞肿瘤已成为实体肿瘤综合治疗的成功典范。但初诊时已有远处转移者预后不佳,如脑转移 5 年生存率仅 2%～5%。

80. 哪些睾丸肿瘤需要行腹膜后淋巴结清扫

除精原细胞瘤和睾丸淋巴瘤、白血病,其他类型的生殖细胞肿瘤和非生殖细胞恶性肿瘤均需作腹膜后淋巴结清扫术(RPLND)。当然,具体是否施行该手术,需要根据患者对手术的耐受能力和对可能发生的并发症的接受程度决定。腹膜后淋巴结清扫可以因损伤交感神经纤维而导致勃起和射精功能障碍,进而影响患者生育能力;术后麻痹性肠梗阻、乳糜漏也较常见。近年来有学者主张,若切除睾丸后无肿瘤转移证据,可暂不行腹膜后淋巴结清扫,但需制定严密的监视方案,结合影像学(如 CT、MRI)、血清肿瘤标记物等手段,根据病情变化随时修正治疗方案,但其能否达到同样的生存率尚需观察。

81. 睾丸肿瘤对患者生育和性功能有什么影响

睾丸肿瘤可以通过对睾丸微环境、性腺-垂体轴、全身状况的影响,损害正常的生精功能,引起性功能障碍。50%～60%的患者在治疗前精液分析不正常,表现为精子缺乏或活力减低。另外,患者发生肿瘤后的心理因素,以及化疗、放疗、腹膜后淋巴结清扫等治疗的不良反应,均会造成性功能和生育能力影响。所以,有生育要求的患者,应在治疗开始前主动与医生提出自己的想法;医生与患者共同讨论可能存在的生育风险,以及关于精液保存的问题。虽然现有的资料表明,睾丸肿瘤治疗后患者的后代中非遗传性肿瘤的危险因素并未升高,但放疗、化疗本身仍有导致染色体异常的可能性。因此,患者在治疗结束 1 年～1 年半后再考虑生育比较适宜,尽可能减少潜在的子代先天性畸形的风险。

82. 如何预防睾丸肿瘤

睾丸肿瘤的病因迄今仍不能确定,但是,异位睾丸或隐睾(睾丸下降不全)与睾丸肿瘤发生关系密切。预防睾丸肿瘤有以下4点。

(1) 对隐睾患儿,1岁内睾丸有自行下降可能,若1岁以后睾丸仍未下降,可短期应用绒毛膜促性腺激素治疗;若2岁以前睾丸仍未下降,则应采用睾丸固定术将其拉下,固定于阴囊内。若睾丸已萎缩,又不能被拉入阴囊,而对侧睾丸正常,则可将未降睾丸切除。已施行睾丸固定术者,仍要注意睾丸状况,一旦有病变应早期治疗。

(2) 睾丸肿瘤的高危人群是20～40岁男性,在这个年龄段男性中应倡导定期自我检查睾丸对防治睾丸肿瘤是有意义的。检查方法:①站立检查,阴囊自然下垂;②通常在沐浴后,阴囊皮肤松弛,手也较温暖,不会使阴囊皮肤收缩;③检查两个睾丸的大小或重量是否明显不同,是否圆滑,是否质硬,附睾是否异常肿大。④每月至少检查1次。

(3) 睾丸的感染和外伤尚未证明与睾丸肿瘤的发生存在因果关系,但感染和外伤使机体内在因素发生改变,可能是激发致癌的诱发因素。临床上更多见因感染和外伤导致睾丸增大这种情况而行医学检查,从而发现睾丸肿瘤存在。

(4) 有研究发现,母亲服用雌激素可能会产生子代睾丸下降不全、睾丸发育障碍,睾丸肿瘤相关危险度为2.8%～5.3%,所以,妇女服用外源性雌激素药须顾及子代的健康质量。

要点

睾丸肿瘤的治疗及预防

◆ 不同病理类型和分期的睾丸肿瘤,其治疗方案有不同的适用原则,但均以根治性睾丸切除手术为先,辅以放疗、化疗。

◆ 除精原细胞瘤和睾丸淋巴瘤、白血病,其他类型的生殖细胞肿瘤和非生殖细胞恶性肿瘤还需作腹膜后淋巴结清扫术,但近年来有学者主张,若切除睾丸后无肿瘤转移证据,可暂不行腹膜后淋巴结清扫,而采用严密的监视。

◆ 预防措施:①若2岁以前睾丸仍未下降,则应施行手术,将睾丸拉下并固定于阴囊内;②对 20～40 岁男性高危人群,应倡导定期自我检查睾丸,每月至少检查 1 次;③防止睾丸炎症和外伤;④有研究发现,母亲服用雌激素可能会影响子代睾丸下降不全、睾丸发育障碍。

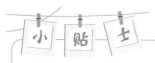

为什么睾丸要入"住"阴囊里

在卵子受精后,胚胎初期睾丸位于相当第 2 腰椎的腹膜后间隙,从 12 周至 7 个月逐渐下降至腹股沟管,在 8～9 个月时睾丸降入阴囊。但也有部分婴儿出生后 1 年内才降入阴囊,可见睾丸的原住地并不在阴囊。

为什么睾丸要迁徙、下降、最终入"住"阴囊里?因为"原住地"的环境不适合睾丸的生长、发育,只有阴囊才是它的最佳归宿。睾丸的主要功能之一是产生精子,曲细精管的发育、产生精子过程中需要 33～34℃,温度过高或过低都不适合。比如,隐睾周围组织的温度较阴囊内高 1.5～2.5℃,已证明不利于生成成熟精子。而阴囊的特殊解剖结构,使得遇热时舒张变薄且出汗,起降温作用;遇冷时收缩变厚且贴近身体,起保温作用。阴囊的热胀冷缩功能能够满足睾丸对温度的生理要求保持低于腹腔内 2～4℃的恒温,是人体自然的"空调"。

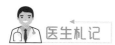

看到风雨后的彩虹,迎来新的人生
——来自睾丸肿瘤患者的心声

程老师,男,30 岁。他从著名大学毕业,留校当教师。平日里,工作和生活都非常忙碌。有一天,他突然感觉下身不适,一侧阴囊肿胀,起初以为是劳累所致。可是,2 周后,症状未见减轻,反而出现短期发热。他曾转诊几家医院,反复做过 B 超检查,医生的诊断也不尽相同(如睾丸扭转、睾丸附睾炎等)。经过几个月的折腾,他发现患侧睾丸明显变大,这引起了他和父母的重视,来到复旦大学附属中山医院泌尿外科就诊。经过一番检查,包括查体、B 超、MRI、血化验等,特别是专家亲自替患者检查阴囊,之后患者和其父母被告知,他可能患上睾丸肿瘤,除需要进一步确诊,还要手术治疗。这时候,程老师感觉犹如黑云压城城欲摧,迎来了一场风雨。但他慢慢就镇静下来。他在网上查阅了一些资料,没有自怨自艾,更没有去钻"牛角尖",不是探究为何自己会得病,而是准备如何配合医生做好治疗。

诊断明确后,患者接受了患侧睾丸高位切除手术,病理诊断为睾丸胚胎性癌,这是一种睾丸生殖细胞肿瘤,属非精原细胞肿瘤。按过去传统的观念,睾丸胚胎性癌患者不管有无淋巴转移,都需要施行腹膜后淋巴结清除术,并联合化疗。手术创伤大,对周围器官影响也大,术后会有一定并发症,患者往往难以接受。根据程老师的具体情况,我们又检索了国内外文献资料,对他制订了个体化的治疗方案。手术后半个月就开始化疗,连续3个周期。化疗结束后,患者开始中医药辅助治疗,通过辨证论治,扶正祛邪,增强他的免疫能力。同时,实施严格的随访监测,术后1年内每个月检测血的肿瘤指标;3个月1次B超、低剂量CT胸、腹及盆腔检查;术后1年、2年、3年,检查项目的间隔时间逐年延长。最近一年的一次体检显示,患者各项肿瘤指标保持正常,化疗后各项实验室检查的肿瘤指标也恢复正常。患者说:"4年的时间转瞬即逝,回首走过的磕绊,心中难免感慨。幸运的是,由于医生、家人、朋友和同事的悉心照顾,我的身体已经康复,看到了风雨后的彩虹,迎来了新的人生。"

睾丸肿瘤是20~40岁青壮年男性常见的实体肿瘤,几乎都是恶性的。90%~95%为生殖细胞肿瘤,其中以精原细胞瘤居大多数,其他的类型有胚胎癌、畸胎瘤、绒毛膜癌和卵黄囊瘤等。非生殖细胞肿瘤占5%~10%。具体治疗方案依睾丸肿瘤的类型而定,但患侧睾丸高位切除手术是最基本的。目前,对睾丸肿瘤的治疗方案已有规范,患者的5年生存率超过95%,被医学界认为是可以治愈的肿瘤。但是,临床上仍需强调早期发现、早期诊断和早期治疗。否则,临床被耽误的病例还是时有发生,例如,本病例治疗前的诊断过程是有波折的,险些耽误,应吸取教训。

环法自行车赛的冠军阿姆斯特朗因睾丸癌发生远处脑、肺转移,治疗后获得痊愈。我国有一位著名演员也是睾丸癌患者,他以坚强的毅力与病魔数回战斗,古稀之年还曾挂着拐杖在上海大剧院的"但愿人长久"——中国唐宋名篇音乐朗诵会上,激情澎湃地朗诵李白的《蜀道难》和白居易的《长恨歌》。他用生命的歌唱告诉人们癌症是可战胜的。这些动人的事例,也给程老师带来自信和力量。

来自患者的心声表达了对医生的感激,也让我体会到医生应有良好的医德。在此基础上,良好的医患关系是治疗取得良好疗效的保证。

第五章 阴 茎 癌

🔬 83. ▍阴茎癌的发生与哪些因素有关

阴茎癌在我国已不常见,但由于地区、民族、文化、宗教、卫生等因素影响,其发病率很不一致。一般发达地区发病率较低,约<1.0/10 万,而欠发达的边缘地区发病率较高,仍是一个值得注意的健康问题。20 世纪 50 年代以前,阴茎癌曾经是我国男性泌尿生殖系统常见的恶性肿瘤,新中国成立后由于人民生活水平的提高和公共卫生条件改善,阴茎癌的发病率迅速下降。根据 1983 年至 2015 年上海市市区恶性肿瘤发病率统计,阴茎癌的发病率均<1.0/10 万。

阴茎癌的发生率因包皮环切术、卫生状况、包茎、人乳头瘤病毒(HPV)感染、吸烟等因素而不同。

包茎和包皮过长是已确认的阴茎癌的诱发因素,由于包皮垢淤积于包皮腔内,慢性刺激使该部位发生癌变。包皮垢是细菌作用于包皮腔内脱落细胞的产物。包茎占阴茎癌患者的 25%～75%。新生儿期行包皮环切术已被证明是一种事实上可以消除阴茎癌发生的预防措施。

卫生状况也与阴茎癌的发生有联系。良好的卫生状况,重视外生殖器卫生,阴茎癌发病率就低,反之,若没有经常沐浴、擦洗身体的习惯发病率就高。

此外,在湿热环境下,阴茎癌的发病率较高;在性病流行的区域,阴茎癌的发病率也高。研究显示,阴茎癌与人乳头瘤病毒感染及吸烟有关。阴茎损伤可能是阴茎癌发生的另一个风险因素。

❋ 要点

阴茎癌的发病情况及诱发因素

◆ 阴茎癌在我国已不常见,发达地区发病率较低,而欠发达的边缘地区发病率较高,发达地区发病率约<1.0/10 万。

◆ 阴茎癌的发生率因包皮环切术、卫生状况、包茎、人乳头瘤病毒感染、吸烟等因素而不同。

◆ 包茎和包皮过长是已确认的阴茎癌的诱发因素。阴茎癌患者中包茎占 25%～75%。

84. ▎阴茎癌的临床表现有什么特点

阴茎癌好发于 50 岁以上,临床表现因是否包茎和包皮过长而不同。阴茎的病变可以发生在阴茎的任何部位,但最常发生在阴茎头和包皮,阴茎体较少受到浸润。病变从微小的硬结或赘生物到小的丘疹、脓疱,或者更为明显的外生性病变,表现为表浅的糜烂或者深凹的溃疡。包茎可能会掩盖病变,使肿瘤隐匿生长,最终包皮糜烂、恶臭味、带血的分泌物引起病人的注意。继发慢性化脓性感染时,病人常体重减轻、乏力和全身不适。有腹股沟淋巴结转移时,在腹股沟区摸到肿大的浅组淋巴结。不过因慢性淋巴结炎引起淋巴结肿大的发生率很高,往往需要通过淋巴结活检才能明确性质。发生远处转移时,局部或区域病变已很晚期,很少有转移相关的症状。

85. ▎阴茎癌如何诊断？要做哪些检查

阴茎癌的诊断并不困难,但是早期发现仍然是一个不可忽视的问题。事实上,阴茎癌患者比其他肿瘤患者就医较晚,尽管阴茎每天都会看到和触摸,但患者有尴尬、恐惧、无知及本人的忽视等,延误诊断 1 年以上为 15%～50%。医生在诊疗初期也会有延误,而给予患者长时间的抗生素或外涂真菌药治疗。因此,对于阴茎癌的早期发现和诊断就格外重要。

（1）要认识阴茎癌。典型的阴茎癌（图 59）常发生阴茎头部肿块、溃疡、有恶臭味、带或不带血

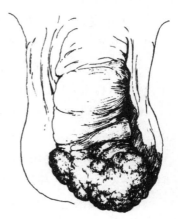

图 59 阴茎癌

分泌物,溃疡边缘隆起,经久不愈,日趋扩展。

（2）体检。发现阴茎病变部位、大小、固定度,以及是否侵犯海绵体、阴囊等。腹股沟淋巴结是否肿大,转移性淋巴结常坚硬,并可融合,较固定,偶有破溃。

（3）活检。活检对诊断和治疗十分重要。对有包茎、包皮过长者,隔着包皮能摸到可疑肿块,这时候需要施行包皮环切术,同时对肿块进行活检。

（4）CT、MRI 检查。可以提供淋巴结及远处转移如肺、骨、肝等信息。

86. 哪些阴茎病变需与阴茎癌相鉴别

阴茎癌虽不常见,但对患者身体会造成破坏性影响,使医生在它的诊断和治疗上经常面临艰难的选择。典型的阴茎癌诊断不困难,然而一些阴茎病变完全是良性的,还有一些有恶变可能,这些都需要鉴别。阴茎的良性肿瘤有包裹囊肿（先天性或后天性）、潴留性囊肿、汗腺腺瘤、神经鞘瘤及血管纤维瘤。而阴茎皮角、阴茎黏膜白斑、巨大尖锐湿疣等可恶变发展为阴茎癌。此外,还有一些病变需鉴别,包括阴茎疱疹、结核、下疳、软下疳、硬结症及血管瘤等。有时包皮腔内结石也有被误诊为阴茎癌。由于包茎外口狭小会引起包皮腔内、阴茎头处结石,局部触诊包皮内有硬块感觉,只需打开包皮,诊断就可明确。

87. 阴茎癌是如何转移的？ 怎样判断

淋巴途径是阴茎癌转移的主要途径,包括以下方式。

（1）包皮和阴茎体的皮肤淋巴直接引流至腹股沟浅淋巴结,再到腹股沟深淋巴结,转移至髂外、髂内淋巴结。

（2）阴茎头和体部的淋巴一部分流入腹股沟深淋巴结,另一部分可到耻骨上淋巴丛,再流入腹股沟深淋巴结。

（3）阴茎根部有淋巴管交叉,可向对侧转移。此外,在股管进口处有“前哨”淋巴结,通常髂部淋巴结转移都由此处转移而来。

血行转移多发生在淋巴结转移之后,尤其是当阴茎癌穿破白膜侵入海绵体时,容易发生血行转移,可至肺、肝、骨、脑,但并不多见。

腹股沟浅淋巴结转移由触诊即可判断,进一步明确诊断需活检。而 B 超、CT、MRI 检查有助于了解腹股沟淋巴结、髂动脉和腹主动脉旁淋巴结有无转移。

要点

阴茎癌的临床表现及诊断

◆ 好发于 50 岁以上。阴茎病变因是否包茎和包皮过长而不同。早期病变最常发生在阴茎头和包皮。晚期发生腹股沟淋巴结转移,甚至远处转移如肺、骨、肝等。

◆ 阴茎癌的诊断并不困难,但早期发现是一个不可忽视的问题,15%～50%的患者延误诊断 1 年以上。

◆ 阴茎癌转移主要通过淋巴途径,血行转移多发生在淋巴结转移之后,可至肺、肝、骨、脑等。

88. 阴茎癌手术治疗的方式有哪几种

手术是阴茎癌治疗的"金标准",手术切除的局部复发率为 0～8%。手术方式按照肿瘤分级、分期,以及患者年龄和有无腹股沟淋巴结转移而决定。手术方式有以下几种。

(1) 保留阴茎手术:包括包皮环切、阴茎头局部切除、保留阴茎体的阴茎头切除等,这是保留功能和阴茎长度的手术方法。适用于阴茎头部或阴茎远端的病变较小的原发肿瘤。阴茎切除的水平应距离肿瘤边缘 2 厘米,残留的尿道可稍长于阴茎海绵体 1 厘米,便于行尿道整形手术。

(2) 全阴茎切除术:此术是浸润癌患者的标准治疗。适用于病变较大,或位于阴茎根部,或浸润深达尿道和阴茎海绵体。切除阴茎后可行尿道会阴部移植。

(3) 髂腹股沟淋巴结清扫术:此术对于阴茎癌淋巴结转移的治疗是有效的,不过对区域淋巴结清扫尚有一些争议。阴茎部分或全切除术的患者是否同时要预防性或辅助性行淋巴结清扫,一般认为早期阴茎癌无淋巴结转移,只需距离肿瘤边缘 2 厘米水平作阴茎部分切除术。阴茎癌有腹股沟淋巴结转移时,除阴茎切除外,可先做一侧腹股沟淋巴结清扫术,间隔 2 周后再施行另一侧清扫术。若发现股管处"前哨"淋巴结肿瘤转移,则需要延伸到盆腔淋巴结。值得注意,阴茎癌淋巴结转移的患者,腹股沟淋巴结清扫术的治愈率高达 80%,而其他部位的泌尿生殖系统恶性肿瘤,如膀胱、前列腺和肾的恶性肿瘤,区域转移淋巴结的手术治愈率很低。

89. 患了阴茎癌可以放疗或化疗吗

放疗对于阴茎癌患者或许可以保留其阴茎的结构和功能,而临床上适合这种治疗的患者并不多,主要适用于年轻的患者,肿瘤位于阴茎头或冠状沟且阴茎肿瘤小、表浅、非浸润性病变,也无淋巴结转移以及需保持性功能者。但放疗剂量过大可能会引起尿瘘、尿道狭窄或梗阻,有时会合并阴茎坏死、疼痛和水肿等并发症。对腹股沟区的放疗可用于不能手术的姑息性治疗。

化疗应用于阴茎癌的抗癌作用比较有限,药物有顺铂(DDP)、博来霉素(BLM)和甲氨蝶呤(MTX)。对于局部进展性阴茎癌,化疗联合手术或放疗可能相对单种治疗方法可提高疗效。

此外,其他的治疗尚有激光、液氮冷冻等。

90. 阴茎癌如何预防

阴茎癌发病的主要诱发因素是包茎及包皮过长,所以,有包茎的患者应及早行包皮环切术。有包皮过长患者,应分两种不同情况,一种是包皮口较宽大,上翻无困难者,应养成良好的个人卫生习惯,勤沐浴,经常清洗阴茎头,保持局部清洁;另一种是包皮口较窄小,虽能上翻,但不爽快,甚至上翻后容易造成包皮嵌顿者,也应尽早行包皮环切术。若包皮过长,有包皮感染者,不论其包皮口宽窄,在感染控制后,应行包皮环切术。有包茎的男性儿童,应尽早行包皮环切术。对癌前病变应给予适当治疗并密切观察。其他的预防措施包括防止人乳头瘤病毒感染、紫外线光暴露,以及戒烟。

※ 要点

阴茎癌的治疗及预防

◆ 手术是阴茎癌治疗的"金标准",手术切除的局部复发率为0～8%。手术方式有保留阴茎手术、全阴茎切除术,以及髂腹股沟淋巴清扫术等。

◆ 放、化疗对阴茎癌治疗作用比较有限,对腹股沟区的放疗可用于不能手术的姑息性治疗。

◆ 阴茎癌发病的主要诱发因素是包茎及包皮过长,所以,有包茎者应及早行包皮环切术,有包皮过长者则视包皮过长情况决定是否手术。

◆ 防止人乳头瘤病毒感染,紫外线光暴露,以及戒烟。

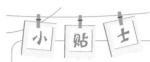

包皮环切术前和术后应注意什么

包皮环切术是治疗包茎、包皮过长及防止其并发症的有效方法。包皮环切术的方法中常见的有包皮内外板一次环切法和袖套式包皮环切术。

适应证:①包茎;②包皮过长,包皮口较窄,虽能上翻,但易造成包皮嵌顿者;③包皮过长,反复发生包皮阴茎头炎,而急性感染已控制者;④包皮嵌顿经复位后,水肿已消退,感染已控制者。

禁忌证:急性包皮阴茎头感染者。

手术前准备:病人应清洗外阴部及包皮腔,剔除阴毛。

并发症:偶可发生出血、感染等。

注意事项:①术后适当应用抗菌药物以预防感染;②术后5~7天拆除伤口缝线,若用可吸收线,则不拆线;③术后应避免步行过久、骑自行车,以防止伤口出血;④术后排尿时应避免尿液浸湿辅料,影响伤口愈合;⑤术后包皮肿胀,不久可自行消退,不需特殊处理;⑥术后可以适量应用雌激素如乙菧酚、炔雌醇,避免因勃起造成伤口出血;⑦术后切忌采用任何辅助的物理治疗如红外线照射。

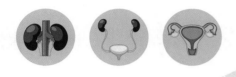

第三篇

女性生殖系统肿瘤

认识女性生殖系统

女性生殖系统分外生殖器及内生殖器。外生殖器即外阴，包括阴阜、大阴唇、小阴唇、阴道前庭、阴蒂，是生殖器官的外露部分（图60）。内生殖器包括阴道、子宫、输卵管、卵巢和附属腺体等（图61）。临床上将卵巢和输卵管合称为子宫附件。

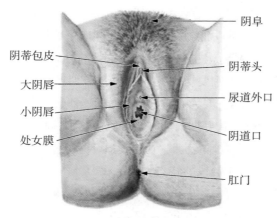

图60　女性外生殖器

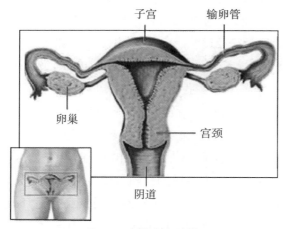

图61　女性内生殖器

阴道的形状呈管道，由后上方斜向前下方，上端宽阔，包绕子宫颈阴道部，是女性的性交器官，也是月经血排出及胎儿自然娩出的通道。

子宫是壁厚腔狭的肌性器官,位于盆腔中央,膀胱与直肠之间,下端突入阴道,两侧连有输卵管和子宫阔韧带等。子宫呈前后略扁的倒置梨形,上部较宽的部分称为子宫体,下部较窄的部分称为子宫颈,宫颈呈圆柱状。子宫是孕育胎儿的场所,受精卵在这里着床,逐渐生长发育成胎儿。女性从青春期到更年期期间,如果没有受孕,子宫内膜会在卵巢激素的作用下发生周期性变化及剥脱,产生月经。

输卵管是一对细长、弯曲的肌性管道,全长 8~14 厘米,位于宫底两侧,子宫阔韧带的上缘内,内侧端与子宫角相连通,外侧端呈伞状,与卵巢相毗邻。输卵管具有输送精子和卵子的功能,并且还是精子和卵子相遇受精的地方。

卵巢是女性的性腺器官,左右各 1 个,呈扁椭圆形,位于子宫的两旁,输卵管的后下方。卵巢具有两大主要功能:①生殖功能,即产生并排出卵子;②内分泌功能,卵巢分泌多种激素,主要为雌激素及孕激素。卵巢的大小和形状随年龄而改变。性成熟期,卵巢最大;青春期前,卵巢表面光滑,以后由于多次排卵,表面出现瘢痕,凹凸不平。50 岁左右,随着卵巢功能衰退,卵巢逐渐萎缩,变小、变硬。

女性生殖器在不同年龄段的特点如下。

(1) 女性到 18 岁左右,各生殖器官已发育成熟,卵巢的生殖与内分泌功能进入旺盛时期,一般可持续约 30 年,这段时间称为生育期,也叫性成熟期。生育期妇女的性功能旺盛,卵巢功能成熟并呈规律周期性分泌雌激素、孕激素等,形成周期性的排卵及月经。各生殖器官在性激素作用下也发生周期性的变化。

(2) 生育期之后为绝经过渡期。在此期间,女性卵巢功能逐渐衰退,出现月经不规律,并最终绝经。绝经过渡期早者可始于 40 岁,持续时间长短不一,短者 1~2 年,长者可达 10~20 年。我国 80% 妇女的绝经年龄在 44~54 岁,平均年龄为 49.5 岁。既往此期被称为更年期。1994 年,世界卫生组织(WHO)将更年期改称为围绝经期,定义为从卵巢功能开始衰退到绝经后 1 年内的时间段。围绝经期妇女可出现绝经综合征,包括潮热、出汗、烦躁、不安、抑郁、失眠等症状。

(3) 绝经后的时期称为绝经后期。随着绝经时间的延长,女性体内循环中雌激素渐渐减少,卵巢、子宫、阴道等生殖器官逐步发生萎缩、老化。60 岁以后,妇女机体进入老年期。因为卵巢功能的完全衰竭,雌激素水平低下,生殖器官进一步萎缩,原先抵御感染的屏障遭到一定程度的削弱(如阴道壁萎缩、黏膜变薄),阴道内酸性环境渐弱而导致致病菌繁殖增加,容易发生反复感染。

女性生殖系统的恶性肿瘤常见有子宫颈癌、子宫内膜癌和卵巢癌。

第六章　宫　颈　癌

91. 哪些人容易患宫颈癌？引起宫颈癌的原因是什么

　　子宫颈癌(图62)，又称宫颈癌，是妇科常见的三大恶性肿瘤之一。近些年，在我国由于宫颈癌筛查工作得到普遍开展，使很多宫颈癌及癌前病变得以早期发现，其发病率及病死率已有所下降。然而，至今宫颈癌新发病例仍明显高于子宫内膜癌和卵巢癌，居妇科常见的恶性肿瘤之首。

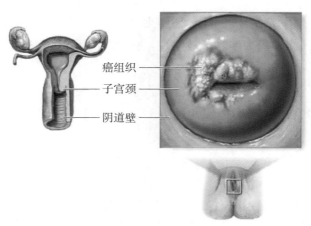

癌组织
子宫颈
阴道壁

图62　子宫颈癌

　　宫颈癌的高发年龄为50～55岁，近年来有明显的年轻化趋势，平均发病年龄在20年间已经年轻约10年。大多数肿瘤的病因尚未明确，然而，宫颈癌的病因已经被找到，它与病毒感染有密切联系，是一种称为人乳头瘤病毒(human papilloma virus，HPV)感染所致。可以说，宫颈癌是目前唯一找到明确病因的恶性肿瘤。数据统计显示，99.7％的宫颈癌是由感染人乳头瘤病毒造成的。因此,人乳头瘤病毒感染被认为是宫颈癌发生的必要条件,没有人乳头瘤病毒感染几乎不会患宫颈癌。人乳头瘤病毒最主要的传播途径是性接触。性生活紊乱、多个性伴侣、性伴侣人乳头瘤病毒阳性者、过早有性生活的女性宫颈癌风险更大。此外,人乳头瘤病毒也可以通过其他方式传播,如亲密接触、间接物品接触、母婴传播等。早婚、早年分娩、多孕多产、吸烟及机体免疫功能低下者,较普通人群更容易发生宫颈癌。

那么,感染了人乳头瘤病毒就一定会患宫颈癌吗? 体检时有些女性被发现人乳头瘤病毒阳性,就认为自己患了宫颈癌,其实不然,在人乳头瘤病毒阳性女性中只是少部分人最终会发生宫颈癌变。其原因:首先,不是所有的人乳头瘤病毒都有能力引起宫颈癌。人乳头瘤病毒有 200 多种亚型,其中只有 10 余种高危亚型人乳头瘤病毒容易导致宫颈癌,尤其是人乳头瘤病毒 16 型和 18 型,大多数宫颈癌是由这两种亚型所致。其次,大多数人乳头瘤病毒感染是暂时的,具有正常免疫力的人体可以自己清除大部分的人乳头瘤病毒,2 年清除率可高达 90%,从而不给人乳头瘤病毒引发宫颈癌的机会,只有人乳头瘤病毒持续性感染才会导致癌变。第三,从人乳头瘤病毒感染到宫颈癌形成是一个较长的过程,可长达数年,甚至 10 余年,常常经癌前病变再进阶为癌。如果坚持每年定期体检,很多患者能在病变还未发展为癌时就被发现,通过早治疗可以将癌扼杀于癌前病变阶段。

重要的是,注射人乳头瘤病毒疫苗,通过免疫方法应对可能的人乳头瘤病毒入侵,从而减少宫颈癌的发生(见小贴士 1)。

92. 怎样进行宫颈癌筛查

肿瘤筛查属于二级预防,它通过一些特定的医疗手段,在恶性肿瘤出现明显症状之前发现疾病。宫颈癌是最早开展肿瘤筛查的恶性肿瘤之一。在我国由于开展宫颈癌筛查,在疾病的临床前期做好早期发现、早期诊断、早期治疗的"三早"预防措施,使其发病率和病死率有了明显的下降。

既往宫颈癌筛查采用宫颈巴氏涂片,近 10 多年它逐渐被宫颈液基薄层细胞学检查(TCT)替代,而近年人乳头瘤病毒检测越来越得到人们的重视,因此临床上常将宫颈液基薄层细胞学检查和人乳头瘤病毒检测同时进行。

从什么时候起开始进行筛查呢? 一般来说,有性生活之后就可以进行筛查。

不过,根据美国妇产科医师学会2016年发布的指南,认为21岁之前,即使有性生活,也没有必要进行筛查,除非已确诊感染了人乳头瘤病毒。该指南推荐,21～29岁妇女,每3年进行1次宫颈液基薄层细胞学检查;30～65岁妇女,首选每5年进行1次宫颈液基薄层细胞学检查及人乳头瘤病毒联合筛查,也可以每3年1次宫颈液基薄层细胞学检查。对于最近10年内有连续3次宫颈液基薄层细胞学检查阴性或连续2次联合筛查阴性的妇女,可考虑在65岁之后停止筛查。近年来,随着宫颈癌筛查技术的革新,研究数据的更新,宫颈癌筛查指南也不断进行修正,而且各国各地的指南推荐也不尽相同。

目前,中国尚未制定本土的筛查指南,国内大多数体检机构,对于已婚妇女,不分年龄及既往检测结果,采用每年1次的筛查频率,其中不少机构是宫颈液基薄层细胞学检查及人乳头瘤病毒的联合筛查。据知,一般体检机构,对于未婚妇女,不提供筛查服务,所以对于未婚而有性生活的妇女,建议自行到医院妇产科门诊进行筛查。

※ 要点

宫颈癌的病因、发病情况及筛查、预防

◆ 宫颈癌是一种称为人乳头瘤病毒(HPV)感染所致,其中高危亚型人乳头瘤病毒容易导致宫颈癌如人乳头瘤病毒16型和18型。99.7%的宫颈癌是由感染人乳头瘤病毒造成的。人乳头瘤病毒最主要的传播途径是性接触。

◆ 宫颈癌的高发年龄为50～55岁,近年来呈现年轻化趋势。早婚、早年分娩、多孕多产、吸烟及机体免疫功能低下者,较普通人群更易发生宫颈癌。

◆ 开展宫颈癌筛查,在疾病的临床前期做好"三早"预防措施,可以使其发病率和病死率明显下降。

◆ 注射人乳头瘤病毒疫苗,通过免疫方法应对可能的人乳头瘤病毒入侵,从而减少宫颈癌的发生。

93. 宫颈癌有什么症状

宫颈癌最常见的早期症状是接触性出血,多发生在性生活后或妇科检查后。

随着病程的进展,可出现不规则阴道流血。年轻患者主诉经期延长、经量增多;老年患者则因绝经后阴道流血就诊。除阴道流血外,部分患者也可表现为阴道排液增多。晚期患者甚至可能会出现尿频、尿急、便秘等邻近组织器官受累的症状。

需要注意的是,很多早期宫颈癌并无明显症状。由于宫颈癌按生长方式和形态分为外生型、内生型、溃疡型、颈管型 4 种。一些内生型、颈管型宫颈癌直到中晚期也没有出现明显的症状,很多患者是在体检做宫颈癌筛查时才被发现的。

94. 如何诊断宫颈癌?怎样才能早期诊断

宫颈癌的诊断采用"三阶梯"程序,包括宫颈细胞学检查或联合高危型人乳头瘤病毒 DNA 检测、阴道镜检查和宫颈活检。

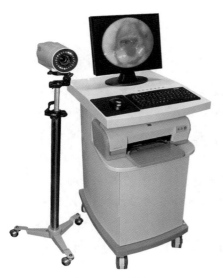

图 63　阴道镜

之前介绍的宫颈癌筛查是诊断的第一步。当宫颈巴氏涂片、宫颈液基薄层细胞学检查(TCT)或人乳头瘤病毒(HPV)检测异常或有可疑病变时,下一步检查可采用阴道镜检查(图 63),可观察到宫颈上皮的改变。同时做碘试验,不染色区说明该处上皮可能有病变;而染色区呈棕色或深褐色,为正常宫颈阴道部鳞状上皮(见小贴士 2)。第三步,在阴道镜和碘染色的引导下再行宫颈组织活检,某些患者还需行宫颈管搔刮,以确诊是否患宫颈癌。

上述"三阶梯"程序主要是针对早期无明显病灶的患者,如果患者的宫颈已有明显肉眼可见的肿瘤病灶,则在病灶处直接取材行病理检查确诊。对于有些患者,如多次宫颈细胞学阳性,但宫颈活检阴性或者宫颈活检病理为宫颈高级别上皮内瘤病变(宫颈癌前病变),需要做宫颈椎切术,锥切组织病理学检查结果以确定是否存在宫颈癌变。

确诊为宫颈癌后,根据不同患者的不同情况,再进一步行 B 超、胸片,或者选择磁共振成像(MRI)、正电子发射断层扫描(PET - CT)、静脉尿路造影(IVU)、膀胱镜、肠镜等检查，以评估患者病情严重程度，并确定临床分期。手术治疗前应由2名及以上有经验的妇科医生在详细全身检查及妇科检查后做出临床评估，并制订治疗方案。

❋ 要点

宫颈癌的症状与诊断

◆ 宫颈癌最常见的早期症状是接触性出血，或出现不规则阴道流血。

◆ 宫颈癌的诊断采用"三阶梯"程序，包括宫颈细胞学检查或联合高危型人乳头瘤病毒DNA检测、阴道镜检查和宫颈活检。

95. 患了宫颈癌该怎么治疗

治疗宫颈癌应重视个体状况，包括宫颈癌的临床分期、患者的年龄和生育要求等。治疗方法以手术和放疗为主，化疗为辅。各种方法可独立应用，也可联合治疗。

手术治疗主要用于早期宫颈癌，根据不同的临床分期，可选择的手术方式有：全子宫切除术、改良根治性子宫切除术及盆腔淋巴结清扫术、根治性子宫切除术及盆腔淋巴结清扫术等。对年轻患者，可保留卵巢及阴道功能。对符合条件的、有生育要求的患者，可行保留生育功能手术，如宫颈锥形切除术、广泛性子宫颈切除术及盆腔淋巴结清扫术。须注意，保留生育功能手术仅适用于少数肿瘤类型分化好、临床分期为早期，经严格选择的患者。手术有开腹、腹腔镜、达芬奇机器人辅助腹腔镜等方法。

放疗适用于各期宫颈癌。早期患者在全身情况不适合手术时采用，而中晚期患者用于术前或术后，以及单独放疗。放疗可分为外照射及腔内放疗。根据不同分期、病情及放疗目的，选择不同的放疗方式及放疗剂量。

化疗主要用于晚期或复发转移患者，也用于早期宫颈癌手术前的新辅助化疗。常用化疗药物有顺铂、卡铂、紫杉醇、氟尿嘧啶等。近年来，同步放化疗因其更好的疗效被广泛采用。

✳ **要点**

宫颈癌的治疗

◆ 以手术和放疗为主,化疗为辅。各种方法可独立应用,也可联合治疗。

◆ 手术治疗主要用于早期宫颈癌。手术方式有:全子宫切除术、改良根治性子宫切除术及盆腔淋巴结清扫术、根治性子宫切除术及盆腔淋巴结清扫术等。保留生育功能手术仅适用于少数肿瘤类型分化好、临床分期为早期,经严格选择的患者。手术有开腹、腹腔镜、达芬奇机器人辅助腹腔镜等方法。

◆ 放疗适用于各期宫颈癌,分为外照射及腔内放疗。

◆ 化疗主要用于晚期或复发转移患者,也用于早期宫颈癌术前的新辅助化疗。

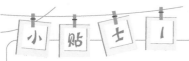 **注射人乳头瘤病毒疫苗能够预防宫颈癌吗**

已经知道,宫颈癌是因为人乳头瘤病毒感染而引起。在没有被感染的妇女人群中,进行注射人乳头瘤病毒疫苗,通过免疫方法应对可能的人乳头瘤病毒入侵,可以减少宫颈癌的发生。所以对于还没有性生活的女性,这是一种很好的预防宫颈癌保护措施。

联合国世界卫生组织(WHO)推荐接种人群为9～12岁女性,美国食品和药品监督管理局(FDA)批准人乳头瘤病毒疫苗应用年龄为9～26岁。当然,26岁以后、已婚或者有固定性伴侣的女性,也可以接种人乳头瘤病毒疫苗,但效果尚不明确。2016年,人乳头瘤病毒疫苗在中国获批,2017年已正式上市,它给中国女性带来了福音。须注意,应该注射人乳头瘤病毒疫苗的不仅仅是女性,男性也应该注射。另外,注射了人乳头瘤病毒疫苗不是百分之百不会患宫颈癌,仍然需进行定期检查。

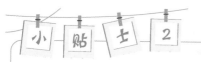

什么是阴道镜检查

　　阴道镜检查是一种妇科内镜检查技术,操作简便,易于开展,应用广泛。其主要用于对各种宫颈病变的诊断,也可用于外阴、阴道、肛周等皮肤黏膜的检查。阴道镜(图63)可以将被观察的部位放大 10～40 倍,清晰显露其上皮结构和血管形态分布,结合醋酸白试验和碘试验,使检查者易于发现异型上皮及异型血管,指导进行定点活检。阴道镜检查大大提高了对宫颈癌前病变、宫颈癌的检出率,特别是对微小病变、早期癌变,是目前实现宫颈癌早期诊断的重要手段。

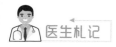

早诊早治不耽误

　　王女士,47 岁。她工作非常繁忙,自认为身体健康,平时从不体检,连社区通知的妇科普查这几年也没有参加。和其他人到中年的女性一样,她这 2 年进入了更年期,月经周期不正常。但她认为这是更年期的正常表现,就没有到医院去看病检查。

　　一天,王女士的女儿小张自己去体检。她硬拽着王女士一起进行了 1 次全身体检。这不查不知道,一查吓一跳。王女士被检查出得了妇科癌症。进行妇科体检时,医生看到王女士的宫颈外观呈菜花样,刷取了细胞进行检验,并进行了人乳头瘤病毒检测。几天后,检查结果为:细胞学证实王女士患宫颈癌,且高危型人乳头瘤病毒阳性,而这种病毒就是宫颈癌发生的主要原因。

　　这个结果如同晴天霹雳,使王女士一下子不知所措了。她的老公和女儿陪着她来到复旦大学附属中山医院妇科就诊。妇科专家详细询问了病史。1 年多前,王女士就出现了宫颈病变的症状,主要是房事后阴道流血,但每次量很少,也没有其他不舒服。她一直没当回事,把自己的病情给耽误了。这时,王女士后悔莫及。

　　妇科专家又进行了详细的检查,包括宫颈活检、抽血、磁共振成像等,诊断为宫颈鳞癌Ⅱa 1 期。妇科专家告诉王女士,她患了宫颈鳞癌,现在的患病状况和程度是可以进行手术治疗的;如果再晚一点,那就不能开刀了,只能选择其他治疗方法,如放疗、化疗。王女士和其家属了解了病情的严重程度，同意预约住院治疗。

3天后，王女士顺利住院，完善了相关检查，做好术前准备后，专家为她进行了宫颈癌根治术。手术非常顺利。1周后，王女士就出院了。但是，治疗并没有结束。为了巩固手术疗效，预防复发和转移，她进行了放疗，后续又完成了化疗。

现在，王女士的宫颈癌综合治疗已结束1年多，多次随访均正常，没有发现复发或转移的迹象。王女士非常感谢妇科专家和他的团队为她进行了及时而正确的治疗，给了她第2次生命。她向全体医护人员送上了锦旗"仁心妙手，医德高尚"以表谢意。王女士深有感触，她说："以后要学习医学科普常识，了解癌症的早期表现，每年参加体检，还要带全家一起去体检。"

第七章　子宫内膜癌

🔅 96. 哪些人容易患子宫内膜癌？为什么会患子宫内膜癌

　　子宫内膜癌(图64)是妇科常见的三大恶性肿瘤之一。近年来其发病率明显上升,且呈现年轻化趋势。其病死率亦增高。在欧美发达国家中,子宫内膜癌发病率为女性生殖系统恶性肿瘤的首位。子宫内膜癌中50岁以上的患者占75%,平均发病年龄为60岁,而有4%的患者不足40岁。

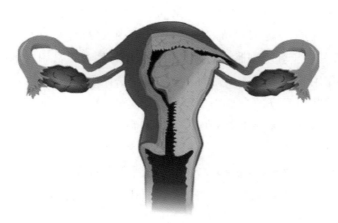

图64　子宫内膜癌

　　目前认为,子宫内膜癌分为两种发病类型,即雌激素依赖性型(Ⅰ型)和非雌激素依赖型(Ⅱ型)。

　　Ⅰ型子宫内膜癌的发生与雌激素密切相关。其主要的发病原因是无孕激素拮抗的雌激素长期作用于子宫内膜,发生过长时间的子宫内膜增生,继而癌变。大多数子宫内膜癌都属于这一类,其病理类型为子宫内膜样腺癌,分化较好,恶性程度低,患者一般较年轻,预后也较好。而雌激素来源分为内源性及外源性。

内源性雌激素是人体自身分泌的,这类患者一般有内分泌系统的异常,通常是卵巢出了问题。有研究显示,长期月经紊乱的妇女患子宫内膜癌的风险是正常妇女的 3 倍。月经失调一般是由于卵巢未能正常排卵引起。而无排卵则不能正常产生孕激素,体内的雌激素缺乏孕激素拮抗,长期作用于子宫内膜从而引起癌变。因此,长期无排卵导致的不孕不育、多囊卵巢综合征、长期无排卵性功能失调性子宫出血的患者,子宫内膜癌发生的风险增加。卵巢是人体内产生雌激素的主要器官,但还有多数人想不到的脂肪组织也产生雌激素。脂肪细胞中有芳香化酶,可以使得人体内的雄激素转化为雌激素,而肥胖者脂肪多,当然转化的雌激素也多,因此患子宫内膜癌的风险也大。调查资料显示,发达地区的发病率明显高于贫困地区,而且与运动过少、营养过剩、动物脂肪摄入过多等有关。肥胖、糖尿病、高血压等都是现代社会的常见病。子宫内膜癌患者常合并有肥胖、糖尿病、高血压,三者也被称为子宫内膜癌"三联征"。因此,对于患有这 3 种疾病的中老年妇女,应警惕子宫内膜癌的发生。还有一类内源性雌激素来源于有分泌雌激素功能的卵巢肿瘤如颗粒细胞瘤、卵泡膜细胞瘤,均可分泌雌激素,增加患子宫内膜癌的风险。外源性雌激素同样会增加子宫内膜癌的患病可能。长期使用雌激素,但无孕激素对抗的患者,患子宫内膜癌风险增加。乳腺癌患者服用他莫昔芬,其对于乳腺细胞起雌激素拮抗作用。但对子宫内膜来说,他莫昔芬有雌激素样作用,因此,他莫昔芬也会增加患子宫内膜癌的风险。此外,初潮早、绝经晚也是子宫内膜癌的高危因素。有报道表明,12 岁以前初潮比 12 岁以后初潮者的子宫内膜癌发病率高 60%;52 岁以后绝经比 49 岁以前绝经者子宫内膜癌发生率高 2.4 倍。

Ⅱ型子宫内膜癌较Ⅰ型少见,其发病机制尚不明确,可能与基因突变有关,如抑癌基因 P53 突变、抑癌基因 P16 失活、HER2 基因过度表达等。这类子宫内膜癌的组织病理属少见类型如子宫内膜浆液性癌、透明细胞癌、腺鳞癌、黏液腺癌等。Ⅱ型子宫内膜癌多见于年轻肥胖者和老年体瘦者。Ⅱ型的肿瘤细胞通常恶性程度高,患者预后不良。

子宫内膜癌有一定的遗传学基础,这类患者约占子宫内膜癌的 10%。有子宫内膜癌家族史、自身及近亲患肿瘤史者,特别是乳腺癌、肠癌、卵巢癌,子宫内膜癌的发病风险增高。其中,关系最密切的是 Lynch 综合征(遗传性非息肉性结直肠癌综合征)(见小贴士 2),Lynch 综合征占所有子宫内膜癌的 2%～5%,有 Lynch 综合征的妇女患子宫内膜癌的风险高达 27%～71%,而一般人群发生子宫内膜癌风险仅为3%。Cowden综合征是另一类较常见的遗传性子宫内膜癌,其子宫内膜癌发病风险较Lynch综合征低,为<10%。

综上所述,不孕不育、多囊卵巢综合征、无排卵性功血、肥胖、糖尿病、分泌雌激素的卵巢肿瘤、长期服用雌激素或他莫昔芬、初潮早、绝经晚、Lynch综合征、Cowden综合征等均是子宫内膜癌的高危因素。

要点

子宫内膜癌的发病情况及病因

◆ 50岁以上的患者占75%,平均发病年龄为60岁,有4%的患者年龄<40岁。中老年妇女患肥胖、糖尿病、高血压者,应警惕发生子宫内膜癌。

◆ 子宫内膜癌分为雌激素依赖性型(Ⅰ型)和非雌激素依赖型(Ⅱ型)。Ⅰ型子宫内膜癌的发生与雌激素密切相关。Ⅱ型子宫内膜癌较Ⅰ型少见,其发病可能与基因突变有关。

◆ 患子宫内膜癌的风险包括遗传(如Lynch综合征)、长期月经紊乱、无排卵、肥胖、卵巢肿瘤及长期服用雌激素或乳腺癌患者服用他莫昔芬等。

97. 患了子宫内膜癌有什么症状

少数子宫内膜癌患者可能没有任何症状,而90%患者还是有症状的,最常见的症状是异常阴道流血。年轻女性或围绝经期妇女,可表现为月经增多、经期延长及月经紊乱。患者常自认为是月经失调而被忽视,导致延误治疗。老年妇女表现为绝经后阴道流血,量不多,但可呈持续性或反复间断性阴道少量流血,不伴腹痛。有些患者仅仅表现为绝经后极少量阴道血性或褐色分泌物,有些患者表现为阴道排液增多,为血性或浆液性。当合并感染时,阴道排液呈脓血性,并有恶臭。晚期患者阴道流血量可增多,并可能混有烂肉样肿瘤组织。

有些患者表现为下腹疼痛及腰骶部疼痛等,这是由于宫腔积液、积脓不能排出引起的,或者因晚期肿瘤侵犯或压迫神经引起。晚期患者子宫明显增大,可在下腹部触及肿块,还可出现消瘦、恶病质等。

98. 如何诊断子宫内膜癌

女性一旦出现异常阴道流血或排液,特别是围绝经期妇女月经紊乱、老年妇女绝经后阴道流血,就需警惕子宫内膜癌的可能,应去医院就诊,有必要进行影像学检查及血清肿瘤标志物检查,在排除恶性肿瘤特别是子宫内膜癌后,才能按良性疾病治疗。

最常用、便捷的影像学检查为经阴道超声检查,可了解子宫大小、宫腔形态、子宫内膜厚度、是否均匀、有无宫腔占位等,甚至可以了解有无肌层浸润及深度。子宫内膜癌在超声上的典型图像,为宫腔内见实质不均回声区,或宫腔线消失、肌层内有不均回声区。超声检查能初步判断异常阴道流血的原因,为进一步检查的选择提供参考(图65)。其他的影像学检查如MRI、CT主要是用于治疗前的评估,或高度怀疑子宫内膜癌的患者。MRI检查对宫腔内有无占位、肌层浸润深度等显示效果较佳。CT检查包括胸部、腹部和盆腔,主要用于判断有无宫外转移等,也可以选择PET-CT检查。

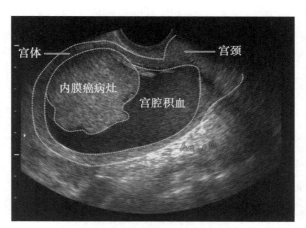

图65 超声检查显示子宫内膜癌病灶

血清肿瘤标志物检查主要是糖类抗原125(CA125)的检测,有助于评价子宫外转移的病情。

子宫内膜癌的确诊需要有病理学的证据。临床上,最常采用诊断性刮宫。刮取宫腔内膜组织行病理学检查;同时也可刮取宫颈部组织,检测有无侵犯至宫颈。对于阴道大量流血及淋漓不尽的患者,刮宫还可以起到止血的作用。

近年来,宫腔镜检查发展迅速,也已成为确诊子宫内膜癌的一种主要手段(图66)。宫腔镜可观察宫颈及宫腔内情况,对癌灶部位、大小判断更准确,直视下子宫内膜活检可减少取材遗漏,对局灶子宫内膜癌意义较大。有学者认为,宫腔镜是诊断子宫内膜病变的"金标准"(见小贴士3)。

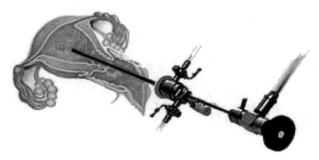

图66 宫腔镜

子宫内膜活检还可以利用一次性的宫腔刷、宫腔负压吸引管等获取子宫内膜组织标本。操作非常简便,在门诊诊室就可完成,无须麻醉及宫颈扩张,优势明显,特别是对于不适合或无法进行刮宫及宫腔镜的患者。研究显示,子宫内膜活检对子宫内膜癌诊断的敏感性及特异性均与诊断性刮宫相仿。目前,国内外专家认为子宫内膜活检是可靠而准确的,推荐它作为诊断的首选方法。

要点

子宫内膜癌的症状与诊断

◆ 大多数患者最常见的症状是异常阴道流血,有的为反复的阴道少量流血,有的为阴道排液增多,呈血性或浆液性。少数患者可能没有任何症状。晚期患者可出现下腹部肿块、疼痛,消瘦、恶病质等。

◆ 影像学检查为经阴道超声及 MRI 或 CT 等。

◆ 肿瘤标志物检查主要是糖类抗原125(CA125),有助于评估子宫外转移的病情。

◆ 子宫内膜癌的确诊需要有病理学的证据,最常采用诊断性刮宫、宫腔镜检查及一次性的宫腔刷活检。

99. 子宫内膜癌有哪些治疗方法

子宫内膜癌治疗方法有手术、放疗、化疗及激素治疗等。根据肿瘤累及范围、病理类型、年龄、全身情况等综合考虑,选择适当的治疗方案。早期患者以手术为主,必要时术后可根据情况加以放疗、化疗等辅助治疗。晚期患者则采用手术、放疗、化疗、激素治疗等综合治疗。

手术目的:①进行手术-病理分期,确定病变范围,指导术后治疗;②切除病变子宫及其他可能存在的转移病灶。标准的手术方案是全子宫＋双侧附件切除,必要时行腹膜后淋巴结切除术。既往采用开腹手术,现在越来越多的患者可以通过腹腔镜、达芬奇机器人辅助腹腔镜等手段进行治疗,达到相同的手术效果。

放疗也是治疗子宫内膜癌的有效方法之一,可单纯放疗,也可作为手术治疗的辅助措施应用于手术前及手术后。和宫颈癌放疗一样,可分为腔内照射及体外照射。单纯放疗主要用于无法手术的晚期患者或有手术禁忌证的患者。术前放疗很少采用,主要是应用于较大病灶的患者,使癌灶缩小,为手术创造机会,并可以缩小手术范围。术后放疗,应用于术后有复发高危因素的患者及手术范围不足的患者,可减少局部复发,改善无瘤生存期。因化疗对放疗有增敏作用,目前一般采用同步放化疗。

化疗较少单独应用治疗子宫内膜癌,一般是晚期或复发患者综合治疗的措施之一,也有用于手术后有复发高危因素患者的辅助治疗。特别是一些特殊类型的子宫内膜癌,如子宫浆液性癌、透明细胞癌术后,建议进行化疗,化疗方案同卵巢上皮性癌。

激素治疗采用人工合成的孕激素,以高效、大剂量、长期应用为宜。它适用于年轻的要求保留生育功能的早期患者,或者晚期癌不能手术或癌复发患者。

100. 子宫内膜癌能不能早期发现和预防

早期发现和预防子宫内膜癌的措施有以下5方面:①加强子宫内膜癌相关知识普及和教育,引起妇女重视。②重视绝经后妇女阴道流血和围绝经期妇女的月经紊乱诊治,做到先排除子宫内膜癌以后再按良性疾病治疗。③正确掌握雌激素应用指征及方法,对于长期服用雌激素或他莫昔芬的患者,应定期进行妇科检查。④对存在有高危因素的人群,如肥胖、多囊卵巢综合征、不育、晚绝经等,进行密切的随访和监测。⑤加强对有子宫内膜癌家族史妇女的监测,有人建议行预防性子宫及双侧附件切除。

另外,前面介绍的子宫内膜活检,因近年来证实其准确性及操作方便快捷,专家提议将子宫内膜活检作为子宫内膜癌的筛查方法,这样能早期发现子宫内膜病变(见第 98 问)。

要点

子宫内膜癌的治疗与预防

◆ 治疗方法有手术、放疗、化疗及激素治疗等。早期患者以手术为主,采用开腹手术,腹腔镜、达芬奇机器人辅助腹腔镜等。晚期患者则采用综合治疗。

◆ 放疗主要用于晚期或有手术禁忌证的患者,化疗用于晚期或复发患者,两者也用于手术后有复发高危因素患者的辅助治疗。

◆ 孕激素治疗适用于年轻的要求保留生育功能的早期患者,以及晚期癌不能手术或癌复发患者。

◆ 早期发现和预防子宫内膜癌的措施主要是加强科普教育,重视绝经后和围绝经期妇女的妇科疾病诊治及监测等。

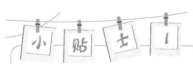

避孕药里含有雌激素,服用后是不是容易患子宫内膜癌

前面说到长期雌激素作用会导致子宫内膜癌,人们不禁会问避孕药里含有雌激素,对长期口服避孕药的妇女是不是容易患子宫内膜癌呢?事实是口服避孕药可以减少子宫内膜癌的发生。因为子宫内膜癌的发病机制是人体内缺乏孕激素拮抗的雌激素长期作用于子宫内膜引起癌变,而一般的短效口服避孕药都是雌激素和孕激素的联合制剂,其药物内的孕激素一直对抗着雌激素对内膜细胞的促增殖效果,对内膜起保护作用。研究显示,服用口服避孕药每 5 年可降低内膜癌相对风险 0.76,服用 10~15 年后风险可降低一半,并

且在停用后的保护效果仍能持续 30 年。另外,口服避孕药同时也能减少患卵巢癌的风险。

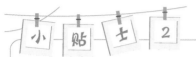

什么是 Lynch 综合征

Lynch 综合征,即遗传型非息肉样结肠直肠癌综合征,是一种常染色体显性遗传病,由 DNA 错配修复(MMR)基因突变引起,主要包括 MLH1、MSH2、MSH6 及 PMS2 基因突变。患者具有很高的癌症发生倾向,可同时或异时发生多种肿瘤,而子宫内膜和结肠就是最常见的发病部位,其他还有卵巢、胃、小肠、肝胆、胰腺、肾、输尿管和大脑等。女性 Lynch 综合征患者,子宫内膜癌的发病风险更是高于结肠癌,且超过 50% 的首发恶性肿瘤就是子宫内膜癌。

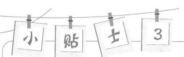

什么是宫腔镜检查

宫腔镜检查是妇科又一种内镜检查技术,集检查、诊断及治疗于一体,被认为是诊断子宫内膜病变的"金标准"。(图 66)通过插入宫腔的内镜,可以观察平时无法直接观察到的宫颈管、宫颈内口、宫内膜、输卵管开口等,发现各种宫颈管、宫腔病变,指导定点活检,对于宫腔粘连、内膜息肉、黏膜下肌瘤等可直接进行治疗。宫腔镜具有微创、诊断准确、疗效好、不开腹、创伤小、出血少、痛苦轻、恢复快、住院时间短等优点。目前,宫腔镜检查已开展越来越广泛。

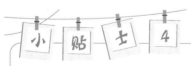

子宫肌瘤会恶变吗?
绝经后的患者需要定期检查吗

子宫肌瘤发病率很高,是女性生殖系统最常见的良性肿瘤。大多数患子宫肌瘤的妇女无明显症状或症状不严重,没有切除肌瘤或子宫的手术指征,只需进行定期的随访。那么,这种在人体内的肌瘤,会不会恶变呢?有可能,有发生肉瘤样变性的可能。不过,其发生概率很低,仅为 $0.4\%\sim0.8\%$,见于绝经后伴有腹痛和出血的患者。所以,一旦子宫肌瘤疑有肉瘤样变性,建议行子宫切除手术。

　　绝经后妇女的子宫肌瘤一般会逐步萎缩,症状好转并消失。但仍建议绝经后的子宫肌瘤患者每 $3\sim6$ 个月随访 1 次彩超检查,如果子宫肌瘤在绝经后仍继续增大,应警惕恶变的可能性,尤其是短期内快速增大的患者。另外,如果子宫肌瘤患者绝经后出现下腹痛、阴道流血,也应警惕子宫肌瘤恶变的可能性,需及时就医。

第八章　卵　巢　癌

101. 哪些人容易患卵巢癌？它的病因和危险因素是什么

卵巢癌(图 67)是妇科常见的三大恶性肿瘤之一,多数地区发病率仅次于宫颈癌和子宫内膜癌,但卵巢癌的病死率高居首位。卵巢癌有多种组织学类型,卵巢原发性肿瘤分为上皮性肿瘤、性索-间质肿瘤及生殖细胞肿瘤。其中以卵巢上皮性恶性肿瘤最多见,占 85％～90％,主要见于中老年妇女(53～60 岁),而青春期前及婴幼儿极少发生。卵巢性索-间质恶性肿瘤及生殖细胞恶性肿瘤在卵巢恶性肿瘤中占比小于 10％,生殖细胞肿瘤多见于年轻妇女及幼女。

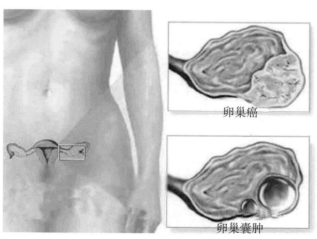

卵巢癌

卵巢囊肿

图 67　卵巢癌

卵巢癌的起源及病因尚不明确。对于卵巢上皮性癌,既往经典理论认为它起源于卵巢表面上皮。生发上皮来自原始体腔上皮,具有分化为各种苗勒上皮的潜能,向不同方向分化如输卵管上皮、宫颈黏液、子宫内膜,可分别形成浆液性肿瘤、黏液性肿瘤和子宫内膜样肿瘤。近年来,经典理论受到了质疑,而卵巢癌的外起源学说却得到了越来越多学者的肯定。比如,多数学者认为卵巢高级别浆液性癌起源于输卵管,而卵巢低级别浆液性癌也可能起源于输卵管。

部分卵巢癌与遗传相关,占 5%～10%,被称为遗传性卵巢癌综合征(HOCS)。遗传性卵巢癌综合征主要包括3种类型:①遗传性乳腺癌-卵巢癌综合征(HBOCS);②遗传性非息肉性结肠直肠癌综合征,即 Lynch 综合征;③遗传性位点特异性卵巢癌综合征。其中以遗传性乳腺癌-卵巢癌综合征最常见(见小贴士1)。

流行病学调查显示,未产、不孕是卵巢癌的危险因素,而多产、哺乳、口服避孕药却对卵巢癌有保护作用,提示卵巢癌的发生可能与持续排卵有关。持续排卵使卵巢表面上皮不断损伤及修复,修复过程中细胞发生突变,诱发卵巢癌。研究显示,卵巢子宫内膜样腺癌和透明细胞癌与子宫内膜异位症有关。子宫内膜异位症在卵巢的病灶发生恶变,最终导致卵巢癌。

102. 卵巢癌有哪些临床表现

卵巢癌可发生于任何年龄段的妇女,其中最常见的上皮性肿瘤发病以中老年妇女居多。卵巢癌发病常常悄然无声,患者仅仅在体检(B 超)发现盆腔积液以及卵巢病变可能。临床表现主要为腹胀、腹部肿块及腹腔积液。症状的轻重取决于以下几方面:①肿瘤的大小、位置、侵犯邻近器官的程度;②肿瘤的组织病理学类型;③有无并发症。

在卵巢癌早期,肿瘤体积小,未发生转移及压迫邻近脏器时,一般无自觉症状。随着肿瘤的发展,肿瘤体积增大,压迫周围脏器,侵犯周围组织。如肿瘤压迫膀胱,出现尿频、尿急或排尿困难等;如肿瘤压迫直肠,出现便秘、排便不畅等;如肿瘤压迫盆腔静脉,出现下肢水肿;如肿瘤侵犯、压迫周围组织,出现腹痛、腰疼、下肢疼痛等;如肿瘤转移至胃肠道或出现大量腹腔积液,出现腹胀、嗳气、食欲缺乏等;如腹腔积液量多使得上抬横膈或伴有胸腔积液,出现心悸、胸闷、呼吸困难等;如为能分泌激素的功能性肿瘤,还可影响月经,导致月经紊乱。卵巢癌晚期可出现贫血、消瘦等恶病质。

> ✳ **要点**

卵巢癌的发病情况、病因及临床表现

◆ 可发生于任何年龄段的妇女,其中最常见的上皮性肿瘤,以中老年多见。

◆ 卵巢癌的起源及病因尚不明确,但是越来越多学者认为卵巢癌或可能起源于输卵管;5%～10%的卵巢癌与遗传相关,以遗传性乳腺癌-卵巢癌综合征(HBOCS)最常见。未产、不孕及子宫内膜异位症是卵巢癌的危险因素。

◆ 早期一般无症状。随着肿瘤体积增大,肿瘤侵犯周围组织,可以出现泌尿、消化、呼吸、循环等系统的症状。晚期可出现贫血、消瘦等恶病质。

❀ 103. 如何诊断卵巢癌？要做哪些检查

卵巢癌早期无症状,故难以早期发现。患者常在出现症状时才去就诊,超过70%的患者发现时已是晚期(见小贴士2)。诊断卵巢癌需根据病史、临床表现、体征和辅助检查综合判断。辅助检查有影像学检查、肿瘤标志物检查、细胞学检查,以及腹腔镜检查等。

(1)影像学检查包括 B 超、X 线、CT、MRI、PET - CT 等检查。B 超检查能了解肿块的部位、大小、形态、囊实性、囊内有无乳头等,彩色多普勒超声检查可测定血流情况,有助于良恶性鉴别。但 B 超检查一般难以测出直径＜1 厘米的实质肿块。胸部 X 线检查可判断有无胸腔积液、肺转移。腹部 X 线检查可诊断有无肠梗阻。CT 检查可以较为清楚地显示肿块形态,判断周围侵犯、腹腔积液情况,以及肝、肺和腹膜后淋巴结有无转移。MRI 检查有较高的软组织分辨率,有利于对子宫病变、肿瘤局部浸润程度、肿块与周边的关系等的评估。PET - CT 检查可了解患者全身情况。

(2)肿瘤标志物检测主要是糖类抗原 125(CA125)及人附睾蛋白 4(HE4)。糖类抗原 125 敏感性高,在 80% 的卵巢上皮性癌患者中表达升高,且 90% 以上的患者糖类抗原 125 水平与病情进展相一致,是病情监测的重要指标。人附睾蛋白 4 是一种相对较新的卵巢癌指标,在 88% 的卵巢癌患者中会高表达,其敏

感性、特异性均较糖类抗原 125 更高。它对早期卵巢癌的诊断和病情监测，也是一个重要指标。目前，一般将糖类抗原 125 与人附睾蛋白 4 联合应用，诊断卵巢癌的敏感性可提高到 92%。另外，糖类抗原 199（CA199）、癌胚抗原（CEA）、甲胎蛋白（AFP）、人绒毛膜促性腺激素（hCG）、雌激素等，对特定类型肿瘤有诊断价值。CA199、CEA 可在卵巢上皮性癌患者中升高，特别是卵巢黏液性癌。AFP 在卵巢内胚窦瘤患者中高表达，也可出现在未成熟畸胎瘤、混合性无性细胞瘤患者中。hCG 可在原发性卵巢绒癌中高表达。雌激素可在颗粒细胞瘤、卵泡膜细胞瘤中高表达。

（3）细胞学检查包括腹水、胸腔积液及浅表淋巴结穿刺等，如找到癌细胞，即可确诊癌症。

（4）腹腔镜检查的优势在于可直接观察盆腔、腹腔及横膈部位的肿瘤情况，了解其大小、形态、侵犯周围组织及盆腹腔内转移情况，并可进行组织活检及抽取腹腔积液。也有进行胸腔镜检查，来明确胸腔情况及心膈角淋巴结情况。

104. 卵巢癌应如何治疗

卵巢上皮性癌的治疗分为初次治疗和复发治疗。

初次治疗原则以手术为主，辅以化疗。早期患者行全面分期手术，晚期患者行肿瘤细胞减灭术，初次手术的彻底性与患者预后密切相关。对于符合一定条件的早期患者，可行保留生育功能的手术。手术采用开腹方式，也可在腹腔镜或达芬奇机器人辅助腹腔镜下进行。化疗是术后主要的辅助治疗，也用于手术前的新辅助化疗，或是作为不能耐受手术患者的主要治疗。大多上皮性卵巢癌对化疗敏感，疗效较好。常用的化疗药物有卡铂、顺铂、紫杉醇、多西他赛、环磷酰胺等。目前，多采用以铂类为基础的联合化疗，铂类＋紫杉醇是"金标准"一线化疗方案。

由于卵巢癌经初次治疗后复发率极高，故复发后需进行复发治疗。此时可选择化疗或再次手术，放疗仅为姑息性局部放疗。

其他治疗方法有细胞因子（如白细胞介素-2、干扰素、胸腺素）和分子靶向药物（如贝伐珠单抗）治疗等。

卵巢性索-间质恶性肿瘤及卵巢生殖细胞恶性肿瘤也是以手术治疗为主，辅以放疗、化疗。

105. 宫颈癌、子宫内膜癌、卵巢癌治疗后，如何进行随访

恶性肿瘤都存在复发及转移的风险。治疗后,应定期随访,尽早发现复发转移,及时制订治疗方案,妇科恶性肿瘤也是如此。

宫颈癌治疗后的复发,75%~80%的患者在 2 年内,50%的患者在 1 年内。建议治疗后,前 2 年每 3~4 个月复查 1 次;3~5 年每半年复查 1 次;其后每年复查 1 次。随访内容:一般随访需进行盆腔检查、B 超检查、阴道脱落细胞学检查、X 线或低剂量 CT 胸片检查、肿瘤标志物检测(主要是鳞癌相关抗原)。必要时,可行 CT、MRI、骨扫描、PET - CT 等检查。建议每年 1 次 CT 检查。

子宫内膜癌治疗后的复发,75%~95%患者一般在术后 2~3 年内发生。建议术后 2~3 年,每 3 个月复查 1 次;第 4、第 5 年,每半年复查 1 次;其后,每年复查 1 次。检查内容:盆腔检查、B 超检查、阴道脱落细胞学检查、X 线或低剂量 CT 胸片检查、肿瘤标志物检测(主要是糖类抗原 125)。必要时,可行 CT、MRI、骨扫描、PET - CT 等检查。建议每年 1 次 CT 检查。

卵巢癌复发率高,需长期随访监测。建议治疗后第 1 年,每个月复查 1 次;第 2 年,每 3 个月复查 1 次;第 3~5 年,视病情每 4~6 个月复查 1 次;5 年后,每年复查 1 次。随访内容:包括症状、体征、全身及盆腔检查、B 超检查、肿瘤标志物检测(根据不同组织学类型选择,主要为糖类抗原 125 及人附睾蛋白 4)。必要时,同样需行 CT、MRI、骨扫描、PET - CT 等检查。建议每年 1 次 CT 检查。

随访在原治疗医院进行为妥当,并找原负责治疗的主诊医生,因为对患者病情比较了解,随访内容可以更有针对性及系统性。随访具体时间也可听从主诊医生的安排。

要点

卵巢癌的诊断、治疗及随访

◆ 诊断需根据病史、临床表现,以及影像学、肿瘤标志物、细胞学和腹腔镜检查等。腹腔镜检查的优势在于可直接观察肿瘤情况,并可进行活检及抽取腹腔积液检查。

◆ 卵巢原发性肿瘤以上皮性卵巢癌最多见。

◆ 卵巢上皮性癌的治疗分为初次治疗和复发治疗。初次治疗原则以手术为主,辅以化疗。手术方式有开腹、腹腔镜、达芬奇机器人辅助腹腔镜等。化疗是术后主要的辅助治疗,也用于手术前的新辅助化疗,或是作为不能耐受手术患者的主要治疗。大多上皮性卵巢癌对化疗敏感,疗效较好。复发治疗选择化疗或再次手术,放疗仅为姑息性局部放疗。其他治疗方法有细胞因子和分子靶向药物治疗等。

◆ 宫颈癌、子宫内膜癌、卵巢癌治疗后,都存在复发及转移的风险,应定期随访,及早发现复发转移,及时制订治疗方案。

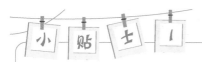

什么是遗传性乳腺癌-卵巢癌综合征

遗传性乳腺癌-卵巢癌综合征(HBOCS)是指一个家族中有两个一级亲属或一个一级亲属和一个二级亲属患乳腺癌或卵巢癌,并具有遗传倾向。研究显示,80%～90%的遗传性乳腺癌-卵巢癌综合征是由于乳腺癌易感基因1(BRCA1)或乳腺癌易感基因2(BRCA2)的突变引起,是一类常染色体显性遗传疾病。BRCA1/2是人体内具有抑制恶性肿瘤发生的良好基因,即抑癌基因。而BRCA1/2的突变,使其抑癌作用受影响,导致乳腺癌及卵巢癌的发生。其实,除了乳腺癌、卵巢癌,基因的突变还与其他多种癌症相关,如消化道癌、前列腺癌等。美国著名影星安吉丽娜.朱莉就是BRCA1基因突变者,她为此预防性切除双侧乳腺及双侧卵巢、输卵管。因此,对于一级及二级亲属中有患乳腺癌或者卵巢癌的妇女,建议到医院进行相关疾病遗传咨询及基因检测。

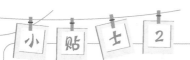

为什么卵巢癌难以早期发现

首先,卵巢是女性身体内的小器官,位置隐蔽,它所处的盆腔却空间较大。而卵巢癌早期一般起病隐匿,不引起患者的特殊不适,因而难以发现。

其次,卵巢癌的症状存在不典型性。很多患者起初出现的症状并不是妇科典型症状,而是其他系统的症状,如尿频、尿急等泌尿系统症状,腹胀、胃痛、嗳气等消化系统症状,胸闷、心悸、呼吸困难等呼吸、循环系统症状,这时候患者很可能先去其他科室就诊,而耽误诊治。第三,卵巢癌发展迅速,容易转移。有些患者可能数月前刚体检过未见异常,数月后诊断卵巢癌晚期。卵巢本身暴露于盆腹腔,癌细胞容易扩散转移至盆腹腔的任何部位。第四,目前尚缺乏特异度和敏感度高的筛查手段来早期发现、早期诊断卵巢癌。

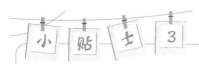

预防性切除子宫、卵巢及输卵管能否避免发生宫颈癌、子宫内膜癌及卵巢癌

能,但要因人而异,不是所有人都需要。

2015 年,美国著名影星安吉丽娜·朱莉进行了卵巢及输卵管的预防性切除手术,她的手术使得预防性切除卵巢及输卵管进入了大众的视线。朱莉并没有罹患癌症,她为什么要这么做呢? 因为朱莉有乳腺癌及卵巢癌的家族史,且基因检测显示她的乳腺癌易感基因 1(BRCA1)发生了突变。前面已经介绍过,BRCA1/2 基因的突变,会导致发生卵巢癌的危险度增高(见小贴士 1)。

在妇科肿瘤领域中,预防性切除的概念已提出多年。研究显示,通过预防性切除卵巢及输卵管,使乳腺癌易感基因突变者患卵巢癌风险明显下降。携带乳腺癌易感基因 1 突变基因的女性,如果在 35 岁前切除卵巢可明显降低患卵巢癌死亡的可能性。据统计,切除卵巢的女性患卵巢癌的可能性降低 80%。如果推迟手术直到 40 岁患卵巢癌的可能性增加 4%,到 50 岁才进行手术,患卵巢癌的可能性增加 14.2%。

美国国家癌症综合网络(NCCN)指南中已有明确说明,推荐切除时间是 35~40 岁,同时也要考虑到患者的生育要求和家族中其他患者的发病年龄。预防性卵巢、输卵管切除手术后由于激素水平的明显下降,可能出现严重的更年期症状,影响其生活质量,而外源性激素补充的安全性仍不能明确。另外,即使切除卵巢、输卵管,也不能完全杜绝癌症,与卵巢癌发病相似且治疗策略相同的原发性腹膜癌仍有可能发生。国内目前尚没有关于乳腺癌易感基因突变后预防性切除卵巢及输卵管的治疗指南。

目前,国内开展预防性切除手术有以下几种情况:①确诊乳腺癌的患者为治疗及预防复发,同时也减少卵巢癌的发病风险,进行双侧卵巢、输卵管切除。②对于没有生育要求的妇女,在进行其他盆腔手术时,同时切除双侧输卵管,以减少将来卵巢癌的患病风险,因近年来研究显示卵巢癌的发生与输卵管关系密切。③对于绝经后妇女,在进行其他盆腔手术如子宫切除时,同时切除双侧卵巢、输卵管,预防卵巢、输卵管病变。④对于绝经后妇女,有宫颈癌、子宫内膜癌高危因素的患者,在因卵巢囊肿等行卵巢、输卵管切除时,可同时预防性切除子宫。安吉丽娜·朱莉的行为属于个人选择。对于乳腺癌易感基因突变者,在权衡利弊后应做出自己的选择,而对于没有相关基因突变者,不建议进行单纯的预防性切除手术。

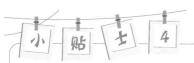

卵巢囊肿会不会变成卵巢癌? 可采取哪些手术方式

卵巢囊肿是良性肿瘤,一般只要定期随访,但是它有一定的恶变概率,恶变早期无症状,不易发现。如果出现囊肿迅速增大,尤其是囊肿直径>5厘米,或者双侧性的,需警惕恶变可能。一旦发现卵巢囊肿发生病理性改变如出血、感染、恶变等,就应该行手术治疗。

根据患者的年龄、生育要求、对侧卵巢情况、肿瘤大小等综合情况,决定具体手术方式。对于单侧囊肿的年轻患者,可行囊肿剥除术或患侧附件切除术;对于双侧囊肿,则应行囊肿剥除术。绝经后妇女可行单侧或双侧附件切除术,并可同时切除子宫。目前,手术方式多采用腹腔镜,开腹手术已越来越少施行,而达芬奇机器人辅助腹腔镜手术亦可选择。

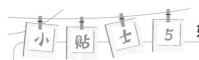

妇科恶性肿瘤与生活习惯、生育模式有关吗

　　不良的性生活习惯会增加罹患外阴、阴道及宫颈恶性肿瘤的风险。饮食结构不合理是子宫内膜恶性肿瘤和卵巢恶性肿瘤患病的高危因素。吸烟也是宫颈癌等妇科恶性肿瘤的高危因素。有些妇女因长期服用某些药物，如雌激素、他莫昔芬等，可增加子宫内膜癌的患病风险。

　　妇科恶性肿瘤的发生也与生育模式相关。例如，宫颈癌与多孕、多产有关，子宫内膜癌与不育有关，卵巢癌与未产、不孕、产次减少、哺乳时间缩短有关。

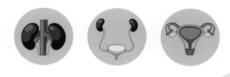

第四篇
小儿泌尿及生殖系统恶性肿瘤

认识小儿泌尿及生殖系统的特点

小儿的泌尿及生殖系统,从解剖结构上讲,和成年人是一样的。小儿泌尿系统也是由肾、输尿管、膀胱和尿道构成。生殖系统的主要解剖结构,在男孩包括阴茎、阴囊、睾丸、附睾、输精管及其附属物,在女孩包括阴道、子宫、卵巢、输卵管等。

肾是人体内非常重要的器官,左右各一个,分别在腰部脊柱的两旁,外形像蚕豆,上端宽而薄,下端窄而厚。新生儿期肾长 4～5 厘米,重 11～13 克,1 岁时肾长 7 厘米左右,重 50 克左右,成年时肾长 10 厘米左右,重量也达到 100～159克。出生时,新生儿肾上极位于第 11 胸椎下缘水平,下极在第 4 腰椎水平偏低一点;2 岁时,肾上极位于第 1 腰椎水平,后来随着身长增高,肾的位置也慢慢上升;成人时,肾下极在第 2 腰椎水平,并且右肾较左肾稍微低 0.5～1.0 厘米,体检时仅能偶尔摸到右肾下缘。

肾是人体里的"清洁工",担负着产生尿液、排出代谢产物的重任。肾表面有被膜包裹,内部实质的外层是肾皮质,占整个肾厚度的 1/3,血管丰富,呈红褐色;内层是肾髓质,占 2/3,血管较少,呈淡红色、条纹状,并构成 6～18 个椎体。椎体底部较宽大,与皮质相连,顶部钝圆,伸入肾小囊内,称为肾乳头。肾的中心部位是肾动脉、肾静脉和肾盂。在肾皮质内有 100 多万个肾单位,肾单位由肾小球和与其相连的肾小管组成。肾小球负责把血中的代谢产物滤出到肾小管;肾小管则将代谢产物中的有用成分重新吸收回体内,最后的废物形成尿液,由肾乳头孔流入肾盏、肾盂,再流入输尿管、膀胱,最后由尿道排出体外。肾除了产生尿液,保持人体内水的平衡,排出体内代谢产物,还起着调节身体内酸碱和电解质平衡的重要作用。肾还是人体内很重要的内分泌器官,可以分泌肾素、血管紧张素,与人体正常血压的维持有密切关系,还负责制造促进造血的促红素和活性维生素 D_3。

输尿管为肌性管道,与肾盂连接,左右各一条,行走在腰椎的两侧,下端接膀胱。输尿管的作用是依靠肌肉的蠕动,将肾盂的尿液输送至膀胱。输尿管有 3个生理性狭窄处,分别是肾盂输尿管连接部、输尿管越过髂血管处和输尿管膀胱入口处,这 3 个地方较易发生状况如结石嵌顿,先天性狭窄梗阻等。婴幼儿的输尿管较细长且弯曲,管壁的肌肉和弹力纤维发育还未完善,容易受压、扭曲引起梗阻,造成肾积水或尿液滞留,易诱发尿路感染。

膀胱为储尿器官,囊状,排空尿液时位于盆腔内,尿液充盈时可以顶入腹腔,婴儿的膀胱位置比年长儿和成人相对高,更容易摸到。但随着年龄长大会逐渐下移到盆腔里。膀胱周围相邻器官有直肠、乙状结肠、阑尾等,在男性还有前列腺、精囊、输精管等,在女性还有子宫、卵巢、输卵管、阴道等。膀胱容量随年龄递增,1岁时为30~50毫升,6岁左右为100~150毫升,10岁时可达200~300毫升,12岁以后接近成人容量300~500毫升。膀胱受脊髓和大脑控制,在正确的训练下,多数小儿2岁时白天能自主排尿,3~5岁时夜间能自己控制排尿。

尿道是排尿系统的最后一段管道,由膀胱颈下方尿道内口开始,末端直接开口于体表。男、女尿道有很大的不同,男孩尿道较长,止于阴茎头端的尿道外口,有包茎者,常会引起包皮细菌感染;女孩尿道较短,新生女婴的尿道仅1厘米长,外口暴露于会阴部,而且靠近肛门,容易受粪便细菌污染。

睾丸是男性生殖腺,位于阴囊内,左右各一,呈扁椭圆形,上端与附睾头相邻,后缘与附睾体、附睾尾和输精管的睾丸部相邻。睾丸大小在婴幼儿期(1~3岁)长径为1.0~1.5厘米,到青春前期(9~12岁)长径为2.0~2.5厘米,到青春期开始发育,长径为3.4~4.5厘米,发育成熟后即具有生殖功能。男孩胚胎发育阶段,因为内分泌因素或机械因素可导致先天性畸形如睾丸数目、位置、大小的异常。睾丸异位或睾丸下降不全(隐睾)与睾丸肿瘤的发生密切相关。幼儿的包皮较长,通常随着年龄的增长,包皮会逐渐向后退缩,露出阴茎头。但有些小儿的包皮仍包被阴茎头或不能上翻露出阴茎头,为包茎,需要医治。成年人患阴茎癌与之有关。

小儿泌尿及生殖系统恶性肿瘤常见有肾母细胞瘤、膀胱横纹肌肉瘤和睾丸卵黄囊瘤。

第九章 肾母细胞瘤

106. 肾母细胞瘤发生的常见人群是儿童吗？发病与哪些因素相关

肾母细胞瘤多见于儿童，成人少见。它约占儿童期所有恶性肿瘤的 6％～7％，为第 5 位。它占儿童肾恶性肿瘤的 95％，所以肾母细胞瘤是儿童最常见的肾恶性肿瘤。1899 年，德国医师 Max Wilms 较为详细系统地描述了该肿瘤的特征，因而以其姓氏命名为 Wilms 瘤（Wilms tumor）。由于病理学研究发现该肿瘤在组织学上由极类似于胚胎肾母细胞组成，因而亦称为肾母细胞瘤（nephroblastoma）。

肾母细胞瘤的发病年龄 80％以上在出生后 5 年内，尤其多见于 2～4 岁。复旦大学附属儿科医院统计 30 年间共收治小儿实体瘤 919 例，其中肾母细胞瘤 192 例，占 20.9％而居首位，诊断时年龄 3 岁以内 121 例（63.0％），4～6 岁 45 例（23.4％），6 岁以上 26 例（13.6％）；男性 114 例，女性 78 例；右侧 101 例，左侧 86 例，双侧 4 例，肾外型 1 例。

肾母细胞瘤是源于早期后肾细胞异常增殖的肾胚胎肿瘤，它来自未分化的神经嵴细胞，尽管绝大部分病例为散发，但其中家族性肾母细胞瘤家系占 1％～3％，并带有更早发病和双侧肿瘤的特点。据报道全世界先天性畸形的发病率比例为 17.6％，而与肾母细胞瘤相关的先天性畸形比例占总数的 8％～17％，如虹膜缺如、偏身肥大及泌尿生殖器畸形等。不仅如此，许多综合征如 Bekwin-Wiedemann 综合征、Denys-Dras 综合征、Fanconi 贫血等都有进展成肾母细胞瘤的倾向，占比在 3.8％～4.7％。另外，Perlman 综合征是一种常染色体遗传的先天过度生长综合征，与肾母细胞瘤的易感性相关。18－三体综合征也能增加患肾母细胞瘤的风险。这些畸形甚至同时出现，组成 Denys-Drash 综合征（由肾母细胞瘤、性腺异常和肾病组成的三联征)或 WAGR 综合征(包括肾母细胞瘤、虹膜缺如,泌尿生殖器畸形及智力发育迟缓)。因此,先天性畸形与肾母细胞瘤有极高的相关性,提示遗传发育因素是发病机制之一。

研究表明,具有肾母细胞瘤倾向的综合征、肾母细胞瘤发病机制相关的基因通路(WT1、WTX、TP53、MYCN 及基因拷贝数变异等)、表观遗传机制(印记基因、甲基化)、MicroRNAs、DNA 错配修复系统等多种因素均参与肾母细胞瘤的发生发展,但一些结论仍然需要大量基础和临床研究来支持。

※ 要点

肾母细胞瘤的发病情况和相关因素

◆ 肾母细胞瘤多见于儿童,成人少见。它是儿童最常见的肾恶性肿瘤。又称 Wilms 瘤。

◆ 肾母细胞瘤是源于肾胚胎肿瘤,它来自未分化的神经嵴细胞。绝大部分病例为散发,少部分为家族性肾母细胞瘤。

◆ 先天性畸形与肾母细胞瘤有极高的相关性,提示遗传发育因素是发病机制之一。

⚘ 107. 肾母细胞瘤的症状和体征有哪些

绝大多数患儿以发现腹部包块和腹部增大而首次就诊,常是早期病例的唯一症状和体征。腹部包块多在家长给患儿更衣或洗澡时被发现,一般位于一侧中上腹季肋部,表面光滑、实质性、中等硬度、无压痛,较固定,肿瘤巨大者可超越腹中线。腹部包块可引起一系列压迫症状如下肢水肿、腹壁静脉怒张等。

约 1/3 的患儿可因肿瘤浸润或压迫邻近组织脏器、肿瘤内出血坏死而引起腹痛。可以伴有恶心、呕吐、食欲减退的消化系统疾病症状。偶有因肿瘤破溃到腹腔表现为急腹症而就诊者。

发热也是肾母细胞瘤的常见症状,多为低热,系肿瘤释放致热源所致的肿瘤性发热。10%～15%的患儿可有肉眼血尿,提示肿瘤可能已经侵犯肾集合系统。

据报道,25%～63%的患儿有高血压表现,但常常被忽视。高血压一般是由于肿瘤压迫造成肾组织缺血后肾素分泌增加所致。贫血也常见,多由于肿瘤内出血、肿瘤恶性消耗所致。红细胞增多症则往往是肿瘤自身分泌促红细胞生成素所致。肿瘤晚期患儿可出现面色苍白、消瘦、精神萎靡，甚至出现肿瘤转移部位症状，如肺转移时咯血、颅内转移时头痛等。

108. 肾母细胞瘤的诊断方法有哪些

B超检查：是发现上腹部肿物的首选检查手段，具有简便、无创，准确的特点。患儿的腹部包块和腹部增大常是肾母细胞瘤早期病例的唯一症状和体征，B超检查可以判定腹部肿块是否来自肾，了解肿块的部位、性质、大小及其与相邻脏器的关系。

X线检查：由于肾母细胞瘤最常见的转移部位是肺，因而对患儿都应常规进行胸部X线摄片检查。泌尿系X线平片可以见到患侧肾肿瘤的软组织影，钙化少见。静脉肾盂造影可见患侧肾影增大，肾盂、肾盏受压而变形、拉长、移位，约10％的病例患侧肾完全不显影。静脉肾盂造影同时还能了解对侧肾的形态和功能状况。

断层CT扫描的密度分辨率高，可以精确显示肾和腹膜后的解剖关系，不仅可以明确肿瘤的部位，还可以明确肿瘤的大小、内部结构以及与周围脏器的毗邻关系，同时还能查明肾静脉和下腔静脉内有无瘤栓以及腹膜后有无肿大的淋巴结，对肿瘤临床分期具有重要参考价值。

CT检查同样可作为肾母细胞瘤化疗的随访手段，帮助临床医生判断疗效和选择化疗后的手术时机。化疗有效者CT检查可见肿瘤缩小，常伴有囊性变（密度减低）或钙化，有时仅表现为囊性变。

MRI检查：它对肾母细胞瘤的诊断价值优于CT检查，因为MRI除像CT检查一样可明确肿瘤大小、性质以及与周围脏器的毗邻关系外，还可以显示下腔静脉内的瘤栓，尤其是MRI的冠状位图像，可以清晰地显示瘤栓的范围，对评估肿瘤临床分期和手术切除的可能性，以及制订手术方案具有重要参考价值。此外，MRI检查没有放射性损害，对处于生长发育期的儿童有特别重要的意义。（图68）

至今尚无用于诊断肾母细胞瘤的肿瘤标记物。当腹膜后肿块不能确定其来源时，可测定尿儿茶酚胺及其代谢产物香草扁桃酸（VMA）和高香草酸（HVA），以鉴别神经母细胞瘤。肾母细胞瘤在没有影像学可见的骨转移前，极少浸润骨

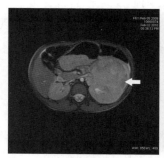
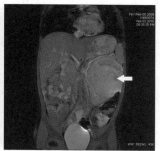

（A）横截面　　　　　　（B）冠状面

图 68　MRI 检查所示左肾母细胞瘤

（箭头所指）

髓，因而一般不必行骨髓穿刺检查。实验室检查包括血常规、尿常规、血肌酐、尿素和肝功能等检查，可帮助了解患儿重要器官功能状态、有无贫血或红细胞增多症、肿瘤是否可能侵犯肾盂、肾盏或输尿管，同时也为治疗后随访提供基础数据。

> ## 要点
>
> ### 肾母细胞瘤的症状、体征和诊断
>
> ◆ 绝大多数患儿发现腹部包块和腹部增大。
>
> ◆ 常见症状有发热、腹痛、高血压、贫血伴有恶心、呕吐、食欲减退症状。少数患儿可有肉眼血尿。晚期患儿可出现肿瘤转移部位症状。
>
> ◆ B 超是发现上腹部肿物的首选检查手段，X 线、CT 及 MRI 检查均有助于明确肿瘤的诊断。

109. 肾母细胞瘤的早期和晚期如何区分？治疗方法有哪些？预后怎么样

根据美国肾母细胞瘤研究组（National Wilms' Tumor Study Group, NWTSG）提出的肾母细胞瘤分期体系，大致上可以区分 Ⅰ 期为早期，肿瘤局限于肾内；Ⅱ 期为肿瘤局部进展；Ⅲ 期、Ⅳ 期为晚期，包括肿瘤扩散及转移；Ⅴ 期为双肾肾母细胞瘤，应对每一侧另外进行分期。

具体的分期如下。

Ⅰ期：肿瘤局限于肾内，被完全切除；肾被膜未受侵犯；肿瘤被切除前无破溃或未作活检（细针穿刺除外）；肾窦的血管未受侵犯；切除边缘未见肿瘤残留。

Ⅱ期：肿瘤已扩展到肾外，但被完全切除。肿瘤有局部扩散如浸润穿透肾被膜达周围软组织或肾窦受广泛侵犯；肾外（包括肾窦）的血管内有肿瘤；曾作过活检（细针穿刺除外），或术前、术中有肿瘤逸出但仅限于胁腹部而未污染腹腔；切除边缘未见肿瘤残留。

Ⅲ期：腹部有非血源性肿瘤残留。可有以下任何情况之一：①活检发现肾门、主动脉旁或盆腔淋巴结有肿瘤累及；②腹腔内有弥漫性肿瘤污染，如术前或术中肿瘤逸出到胁腹部以外；③腹膜表面有肿瘤种植；④肉眼或镜检可见切除边缘有肿瘤残留；⑤肿瘤浸润局部重要结构，未能完全切除；⑥肿瘤浸润穿透腹膜。

Ⅳ期：血源性肿瘤转移如肺、肝、骨、脑转移等；腹部和盆腔以外的淋巴结有转移。

Ⅴ期：诊断时为双肾肾母细胞瘤。应按上述标准对每一侧进行分期。

NWTSG 的研究又提出根据肾母细胞瘤的细胞分化程度进行分类，它更有利于反映肿瘤的预后和指导临床治疗。将肾母细胞瘤分为两种组织学类型，即良好组织学类型和不良组织学类型。

治疗方法：国际公认的标准手术方式是根治性肾切除术（redical nephrectomy，RN）及淋巴结活检。经腹腔途径显露患肾是标准入路。而在儿童对保留肾单位肾切除术（nephron-sparing surgery，NSS）尚存在争议，需要利弊权衡，特别是预防远期肾功能不全和高血压。近些年综合治疗方案包括手术、化疗、放疗等已获肯定并被广泛采用。

肾母细胞瘤对放线菌素 D（AMD）和长春新碱（VCR）等化疗药物及放射线均高度敏感，采用手术切除配合化疗和放疗的综合疗法，已是公认的治疗原则。双侧肾母细胞瘤可以先给予化疗或者放疗后再进行手术。

预后：近些年，随着肾母细胞瘤综合治疗方案的不断改进，在提高疗效的同时使化疗和放疗不良反应得到控制，它的预后有显著改善。NWTSG 统计报告良好组织学类型的 4 年生存率Ⅰ期为 97.3％，Ⅱ期为 95.1％，Ⅲ期为 95.2％，Ⅳ期为 81.8％；不良组织学类型的 4 年生存率为 73.0％。

肾母细胞瘤应用综合治疗的效果在小儿恶性实体瘤中最好，它的生存率和生活质量均高于其他的恶性实体肿瘤。国内对肾母细胞瘤的治疗水平有很大提高,预后良好病例的疗效与国外类似,但预后不良病例的疗效与国外仍有较大差距。复旦大学附属儿科医院 30 年间 192 例中有 124 例获得随访,5 年生存率良好组织学类为 61.1%,其中Ⅰ期 95%,Ⅱ期 67.4%,Ⅲ期 31.8%,Ⅳ期为 0;不良组织学类型为 26.5%。

✳ 要点

肾母细胞瘤的临床分期、治疗和预后

◆ 临床分期分Ⅰ～Ⅴ期,根据细胞分化程度又分良好组织学类型和不良组织学类型。

◆ 完全的肾切除是手术治疗的基本要求。综合治疗方案包括手术、化疗、放疗等已获肯定并被广泛采用。

◆ 肾母细胞瘤是小儿恶性实体瘤中应用综合治疗效果最好,预后有显著改善。

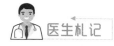

医生的担当　父母的信任

——记一个肾母细胞瘤患儿获新生

有一次门诊时,有位中年妇女带领一个 10 多岁男孩进入我的诊室,面带笑容问我:"王医生,你还记得我们吗?"我开始有点懵,一下子想不出是谁,但她说到"孩子就是当年那个患双侧肾母(肾母细胞瘤)的病孩"的时候,我的脑海里很快浮现出一幕幕往事。

10 年前,我刚担任主治医师不久,在门诊接待了一对年轻的父母,他们怀抱着一个几个月大的婴儿,神情焦急,还有点手足无措。原来是 2 周前他们发现宝宝的肚子变大了,还能摸到硬块,当地医院的超声检查发现一侧肾脏上长了巨大的肿瘤,医生告诉家属治不好了。然后他们抱着孩子到处求医,辗转来到我院。交谈中孩子的父亲话虽不多,但看得出忧心忡忡,而母亲不停地自责没有早一点发现宝宝的病。我把患儿收住医院进一步检查。几天后检查结果使我大吃一惊,患儿不但一侧肾肿瘤已经较前变大,肿瘤直径达 8～9 厘米,而且另一侧肾脏也发现多个肿瘤病灶。临床上这么小的宝宝患双侧肾肿瘤,多数是恶性的,预示患儿的前景非常不乐观啊。此时的我虽然治疗过不少肾母细胞瘤,但是双侧肾

母细胞瘤还是第一次碰见。我与家属交代了检查发现的新情况，略微透露了一点预后不好的可能性，这时只见孩子的妈妈和那些陪伴的亲属们都号啕大哭起来。我赶紧话锋一转，边解释，边劝慰，给孩子一丝希望。然而，次日患儿的父母突然跟我说要放弃治疗，自动出院。我愕然了，我深思片刻，急忙找患儿的父母，耐心解释，反复做思想工作，终于打消了他们放弃的念头。而那天我却彻夜未眠，连夜翻阅教科书，查找最新的文献和指南。第二天我告诉患儿的父母：国内外的临床经验指出双侧肾母细胞瘤经过积极有效的治疗，仍然有 50% 的生存率。我鼓励他们坚定信心，配合医生积极治疗，跟医生一起战胜患儿的病魔。同时，我们全科的教授和医生聚在一起仔细阅读 CT 影像片，评价患儿的身体状况，推敲手术可能遇到的各种风险和意外，制订详尽的手术方案。手术当天我们手术组花了一整天的时间，终于完整切除了一侧的患肾，并且将另一侧的多发肾肿瘤逐个剜除，尽可能地保留肾功能。手术结束后，我走出手术室告诉孩子父母及家属患儿的手术成功了，那一刻的场景至今仍然在我的脑海中：孩子的奶奶用颤抖的双手紧紧地握住我的手，她留下了激动又喜悦的眼泪。之后一年多，孩子又进行了规范的化疗和放疗，肿瘤没有复发，肾脏功能正常。经过几年的门诊随访和治疗，孩子已经从父母怀抱的婴儿长成咿呀学语、蹒跚学步的幼儿，还上小学……他也和其他孩子一样健康地成长。

随着时间的流逝，孩子的相貌慢慢从我记忆中淡去，直到这次他又突然出现在我的面前。小男孩是来复查的，结果表明保留的一侧肾脏已经代偿，肾功能也正常。他的妈妈特地带孩子来找我，告诉我这些，与我分享肿瘤治愈的快乐。小男孩稚嫩而懂事，他跟我说："医生伯伯，是你治好了我的病，谢谢你"。他的母亲让小男孩和我合影留念。看着他健康成长，创造出自己的人生，我的心里充满喜悦，一天的疲劳也无影无踪了。

第十章　膀胱横纹肌肉瘤

110. 横纹肌肉瘤是什么样的肿瘤？它会发生在儿童哪些部位

横纹肌肉瘤（rhabdomyosarcoma，RMS）可以发生在任何年龄的患者，但在儿童较常见，它是一种威胁儿童生命的软组织恶性肿瘤。根据统计资料显示，横纹肌肉瘤的发生率居神经母细胞瘤、肾母细胞瘤、生殖细胞肿瘤和肝母细胞瘤之后，为儿童软组织恶性肿瘤第 5 位。

横纹肌肉瘤是由不同分化程度的横纹肌母细胞组成，恶性程度很高。主要发生于婴幼儿和儿童，很少发生在青少年和成年人。根据美国癌症协会 2017 年发布的 2016 年全美肿瘤的发病情况来看，2016 年全美儿童和青少年中，软组织肿瘤占全部肿瘤的 6%，其中一半为横纹肌肉瘤，而且男孩的发病率高于女孩。横纹肌肉瘤在成年人中的发病率远低于其在儿童及青少年中的发病率，仅占成年人恶性肿瘤的 1%。

世界卫生组织将横纹肌肉瘤分为 4 类，即胚胎性横纹肌肉瘤、腺泡性横纹肌肉瘤、多形性横纹肌肉瘤和梭形细胞型/硬化性横纹肌肉瘤。胚胎性横纹肌肉瘤主要发生在头颈部、腹膜后、泌尿生殖道，常发生于 10 岁以下儿童，约占 60%，其中 2/3 发生在泌尿生殖系统，常见部位为膀胱、睾丸旁、前列腺、阴道。葡萄簇状横纹肌肉瘤被认为是胚胎性横纹肌肉瘤的一个息肉状的亚型，多发生于婴儿及儿童的膀胱、胆道、阴道、鼻腔等覆盖黏膜的空腔器官，多以葡萄状或息肉状生长，预后较好。（图 69）

关于儿童泌尿生殖系统 RMS 的病因仍然不清楚。有学者研究发现所有的 RMS 患者样本均检测到了人巨细胞病毒的存在，由此认为人巨细胞病毒与 RMS 存在一定的联系。也有人认为辐射可能诱导 RMS 的发生。有学者研究发现遗传易感性也可以增加儿童 RMS 患病的概率。

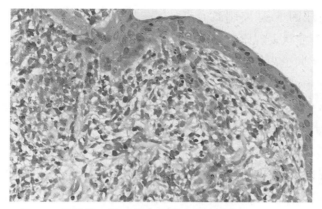

图69　显微镜下膀胱横纹肌肉瘤病理改变（HE，×200）

由于横纹肌肉瘤可以发生在人体的任何部位，因此横纹肌肉瘤引起的症状非常多变，与横纹肌肉瘤发生的位置相关。比如，横纹肌肉瘤发生在眼窝的部位（约占10%），表现为眼眶部位的肿胀、眼球突出等，可能会被误诊为眼部的感染；发生在四肢则可能出现该部位的肿大，甚至活动受限；发生在膀胱内，则可能引起排尿困难、血尿等。其他常见的症状有疼痛、发热等。

要点

横纹肌肉瘤的发病情况、部位及病因

◆ 横纹肌肉瘤在儿童及青少年中的发病率远高于其在成年人中的发病率。

◆ 横纹肌肉瘤可以发生在人体的任何部位，胚胎性横纹肌肉瘤主要发生在头颈部、腹膜后、泌尿生殖道，常发生于10岁以下儿童，而在泌尿生殖系统中常见部位为膀胱、睾丸旁、前列腺和阴道。

◆ 儿童泌尿生殖系统横纹肌肉瘤的病因仍然不清楚，但与人巨细胞病毒、辐射、遗传易感性存在一定的联系。

111. 儿童膀胱横纹肌肉瘤有哪些临床表现？应该做哪些影像学检查

儿童膀胱横纹肌肉瘤由于肿瘤来源部位的特殊性，临床表现较典型，多以短

时间内出现排尿困难、尿路刺激征或耻区包块为主诉。膀胱横纹肌肉瘤由于肿瘤局限于膀胱，症状表现比较单一。膀胱横纹肌肉瘤通常起源于膀胱三角区、后膀胱壁、颈部及尿道内口，表现为血尿、尿频、排尿困难，实验室尿沉渣检查可出现异常上皮细胞。而泌尿生殖系统中前列腺横纹肌肉瘤往往同时合并排尿、排便困难及耻区包块等症状，且就诊时临床分期较晚，治疗前列腺横纹肌肉瘤较膀胱横纹肌肉瘤更为困难，手术完整切除难度大，术后多需要辅助放射治疗，预后更差。

B超检查显示为膀胱腔内可见高回声肿块，血流丰富，相应膀胱壁增厚，边缘不光滑，如蔓延至整个膀胱，则膀胱轮廓不完整，可见尿潴留，梗阻严重时可见双肾积水及双侧输尿管扩张。

膀胱X线造影表现为膀胱颈部、三角区等位置出现大小不等、边缘光滑锐利的充盈缺损。

CT检查显示膀胱内可见稍低密度肿块，增强后肿块不均匀强化，相应膀胱壁增厚。

MRI检查显示肿块向膀胱腔内突出，周围膀胱壁增厚，肿块呈T1等信号，而T2高信号，不均匀强化。

因此，影像学检查均提示肿块呈现恶性肿瘤的特征。为了明确膀胱内肿块的病理诊断，临床上仍需要做膀胱镜检查和活组织检查。

✳ 要点

儿童膀胱横纹肌肉瘤的临床表现和诊断

◆ 主要的临床表现为血尿、尿频、排尿困难等。

◆ 影像学诊断方法有B超、膀胱X线造影、CT及MRI，均可见肿块呈现恶性肿瘤的特征。

◆ 膀胱镜检查和活检可以明确膀胱内肿块的病理诊断，对制订治疗方案有帮助。

🌀112. 儿童膀胱横纹肌肉瘤如何治疗？预后怎么样

儿童膀胱横纹肌肉瘤治疗公认的"金标准"是手术联合放疗、化疗。化疗采用 VAC 方案,包括长春新碱、放线菌素 D、环磷酰胺。膀胱横纹肌肉瘤的手术包括肿瘤切除或切除整个膀胱＋尿道改流术。有研究认为在膀胱横纹肌肉瘤患者的肿瘤难以完全切除情况下,可先化疗缩小肿瘤体积再进行肿瘤切除,有利于保持正常的解剖位置、膀胱功能,提高生存率。目前的治疗策略是在保证患儿生命的前提下,应尽量保留有功能的膀胱为原则,通常方法是术前 VAC 方案化疗 2～4 个周期再评价手术切除范围,术后维持 VAC 方案化疗,或根据病理类型及临床分期辅助放射治疗。尽管膀胱全切与肠代膀胱术不是治疗儿童膀胱横纹肌肉瘤的首选,但对于肿瘤巨大,术前放、化疗无法局限仍有进展或术后肿瘤反复复发病例仍应该考虑。

膀胱全切病例的术后生存时间与合适的肠代膀胱手术方式有很大关系。单纯为提高膀胱保留率可能导致治疗过程延长,但远期无瘤生存率结果却不理想,治疗 1 年后 48％患者存活并保留膀胱,2 年后为 33％,3 年后为 22％。

预后:儿童泌尿生殖系统横纹肌肉瘤常由淋巴结、血行转移至骨、肺、淋巴结。也有研究认为化疗影响患者身高及激素水平,放疗可以导致膀胱壁纤维化、出血性膀胱炎、膀胱萎缩。

预后影响因素包括:性别、年龄、组织学分型、肿瘤的位置及大小、切除的范围、是否转移区域淋巴结等。一般而言,来源于阴道或睾丸旁横纹肌肉瘤预后较来源于膀胱和前列腺好;胚胎型/葡萄簇状型预后较腺泡型好;正规术前术后化疗者预后较好;女童比男童预后好;发病年龄＞1 岁者预后比＜1 岁者好。

✿ 要点

儿童膀胱横纹肌肉瘤治疗及预后

◆ 手术联合放疗、化疗是儿童膀胱横纹肌肉瘤治疗公认的"金标准"。

◆ 治疗方法是术前 VAC 方案化疗 2～4 个周期再评价手术切除范围,术后维持 VAC 方案化疗,或根据病理类型及临床分期辅助放射治疗。

◆ 儿童泌尿生殖系统横纹肌肉瘤常由淋巴结、血行转移至骨、肺、淋巴结。

◆ 预后影响因素包括:性别、年龄、组织学分型、肿瘤的位置及大小、切除的范围、是否转移区域淋巴结等。

第十一章　睾丸卵黄囊瘤

113. 儿童会发生睾丸肿瘤吗？有哪些危险因素

儿童也会患睾丸肿瘤，它是小儿先天性实体肿瘤之一，其发病机制尚不清楚，半数以上为恶性，对儿童健康造成很大的威胁。近40年来，在全世界范围内睾丸肿瘤发病率上升超过1倍。儿童睾丸肿瘤占整个睾丸肿瘤人群的2％～5％，且多发生于2岁以前。与成人睾丸肿瘤病理类型不同，儿童睾丸肿瘤以卵黄囊瘤居多，其次为畸胎瘤，而淋巴瘤、精原细胞瘤少见。儿童非精原细胞瘤（畸胎瘤、表皮样囊肿、卵黄囊瘤）所占比例达到85％～96％。成人睾丸肿瘤90％～95％为生殖细胞肿瘤，其中精原细胞瘤多见。

隐睾、睾丸微石症是睾丸肿瘤的高危因素。隐睾癌变率较阴囊内睾丸高15～40倍，有统计分析503例睾丸肿瘤患者，其中73例（占14.5％）有隐睾史。对3 370例男孩阴囊进行调研发现，发现2％的睾丸肿瘤患儿既往有睾丸微石症或B超下可见微钙化物的病史。因此，隐睾、睾丸微石症的患儿需警惕睾丸肿瘤的发生。

此外，流行病学研究结果提示，某些先天性因素如隐睾和睾丸未降、家族遗传因素、克氏综合征（Klinefelter syndrome）、睾丸女性化综合征、多乳症即雌激素分泌过量等与睾丸肿瘤的发生关系密切，特别是隐睾症（cryptorchidism）。

要点

儿童睾丸肿瘤的发病情况及危险因素

◆ 儿童睾丸肿瘤占整个睾丸肿瘤人群的2％～5％，多发于2岁以前，以卵黄囊瘤居多。

◆ 儿童睾丸肿瘤的发病机制尚不清楚,半数以上为恶性。隐睾、睾丸微石症是睾丸肿瘤的高危因素。此外,应注意某些先天性因素的影响。

🔬 114. 睾丸卵黄囊瘤有哪些症状和体征?如何诊断和鉴别诊断

儿童睾丸肿瘤主要表现为睾丸无痛性、实质性包块。因患儿自觉疼痛或局部压痛不明显,以至于家长难以发现睾丸肿瘤。多数家长在无意中发现患儿的阴囊包块而就诊,往往就诊过晚,病情较重。在体格检查方面,阴囊内多触及无压痛有沉重感的肿块,透光试验阴性。当肿瘤发生转移时可表现为腹膜后肿块或锁骨上淋巴结肿大。儿童睾丸肿瘤临床表现和体征没有特异性,易与腹股沟斜疝、睾丸鞘膜积液等相混淆,通过透光试验、睾丸沉重感、包块是否回纳入腹腔、有无触痛等可鉴别。

B超检查是儿童睾丸肿瘤的首选检查方法,确诊率达到96%。B超检查可早发现肿瘤及其与周围组织的关系,彩色多普勒超声检查能够准确显示肿瘤的血液供应、血流动力学特点,从而判断肿瘤的良恶性;同时还能对腹股沟、腹膜后等部位进行扫查,了解有无淋巴结转移;B超声像图多呈无回声、低回声或混合回声的团块声影,部分有分隔结构。不同病理类型的睾丸肿瘤超声表现有各自特征:卵黄囊瘤以低回声为主;畸胎瘤以混合回声为主,多伴有无回声囊性区域或钙化影。白血病浸润者多为双侧,睾丸弥漫性回声减低,体积增大。

CT扫描有助于进一步判断肿瘤的密度、性质,还能明确有无腹膜后淋巴结转移及其他部位转移瘤的情况。采用彩色多普勒超声、CT相结合的检查方式,可以提高良、恶性畸胎瘤术前检出率。对于儿童卵黄囊瘤,当CT平扫表现为睾丸实性均匀或不均匀肿块,CT增强扫描呈明显不均匀团块状或斑片状强化时,结合血清甲胎蛋白(AFP)测定可对大多数睾丸卵黄囊瘤做出定性诊断。

肿瘤标志物AFP是胎儿早期由卵黄囊、远端小肠和肝脏产生的,出生后24 h迅速下降,6个月后正常,而来自卵黄囊的恶性肿瘤合成AFP的能力成倍增加。因此,AFP有助于明确睾丸肿瘤性质。但也有个别小婴儿会有生理性AFP升高现象,所以AFP升高并不总是意味着恶性肿瘤的存在。血清AFP值明显升高是诊断睾丸卵黄囊瘤的特异性指标,亦可作为术后随访的重要指标。有学者认为睾丸切除术后第5天AFP值仍高于正常值或下降后又升高，往往提示肿瘤残留或复发的可能。

睾丸卵黄囊瘤的症状、体征及诊断

◆ 主要表现为睾丸无痛性、实质性包块，有沉重感，透光试验阴性。须与腹股沟斜疝、睾丸鞘膜积液等鉴别。当肿瘤发生转移时可表现为腹膜后肿块或锁骨上淋巴结肿大。

◆ B超检查是儿童睾丸肿瘤的首选检查方法，确诊率达到96％。

◆ CT检查有助于进一步判断肿瘤是否存在，明确有无腹膜后淋巴结转移及其他部位转移瘤的情况。

◆ 血清AFP值明显升高是诊断睾丸卵黄囊瘤的特异性指标，并作为术后随访的重要指标。

☺ 115. 睾丸卵黄囊瘤如何治疗？手术是否需要行腹膜后淋巴结清扫

对于恶性睾丸卵黄囊瘤，需行睾丸根治性切除术。目前对于睾丸卵黄囊瘤临床Ⅱ期及Ⅱ期以上患儿，以及对于已有腹膜后淋巴结转移者主张行淋巴结清扫已形成共识；但对于临床Ⅰ期患儿是否行腹膜后淋巴结清扫，现仍有争议。

有学者主张不行淋巴结清扫的原因主要有：①儿童原发性睾丸肿瘤极少发生腹膜后淋巴结转移，而且肿大淋巴结是否为淋巴结转移难以确定；②手术创伤太大，有出现肠麻痹、淋巴漏、肺不张、成年后丧失射精能力的可能；③清扫术与非清扫术加化疗的疗效差别不大。

目前，多数医生认为小儿阶段睾丸卵黄囊瘤术后应该密切监测和定期随访肿瘤标记物如甲胎蛋白和影像学检查如B超、CT扫描。睾丸卵黄囊瘤出现的转移途径最常见为血行转移，其中20％为肺转移，而腹膜后淋巴结转移占4％～6％。单纯根治性睾丸肿瘤切除术对于治疗Ⅰ期睾丸卵黄囊瘤效果良好。多项研究报告认为80％的Ⅰ期青春期前睾丸卵黄囊瘤患儿若术后甲胎蛋白水平降至正常则不需要术后化疗。复发或转移性睾丸卵黄囊瘤患儿应该予以含铂类化疗药物和适当的其他后续治疗。

要点

睾丸卵黄囊瘤的治疗

◆ 对于恶性的睾丸卵黄囊瘤需行睾丸根治性切除术,治疗Ⅰ期卵黄囊瘤效果良好。

◆ 睾丸卵黄囊瘤临床Ⅱ期及Ⅱ期以上,以及已有腹膜后淋巴结转移者,主张行淋巴结清扫,而临床Ⅰ期患儿是否行腹膜后淋巴结清扫,现仍有争议。

◆ 手术后应该密切监测和定期随访血清甲胎蛋白和B超、CT检查。

◆ 转移途径以血行转移为最常见,可转移至肺,少数为腹膜后淋巴结转移。复发或转移性卵黄囊肿瘤应予以含铂类化疗药物和适当的后续治疗。

小贴士 隐睾都需要手术治疗吗

隐睾是指在出生时,一侧或双侧睾丸停滞于下降途中,未进入同侧阴囊内,在出生后睾丸仍可继续下降,1岁以后仍未降至阴囊者,被认为隐睾。它是一种常见的男性生殖系统先天性疾病。

约4%的新生儿出生时睾丸尚未降至阴囊内,在出生后仍能继续下降,这个阶段的患儿可等待观察,不必手术。如1岁后仍未进入阴囊,则继续下降的机会明显减少,这时可先采用包括人绒毛膜促性腺激素(hCG)或促性腺激素释放激素(GnRH)在内的内分泌治疗。内分泌治疗后睾丸下降的概率为13%～15%,成功的机会与隐睾的位置和原因有关,位置越高、或精索过短、睾丸系膜与腹膜粘连、睾丸引带缺如或太短等解剖因素均可阻碍下降。内分泌治疗失败者需手术治疗。一般认为1岁左右最适合,过早手术易损伤血管,过迟则隐睾组织退行性变加重,术后睾丸功能恢复困难。

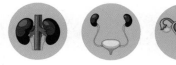

第五篇

中医解码恶性肿瘤的诊治

中医脏象学说对泌尿及生殖系统的认识

中医脏象学说导源于"医家之宗"的《黄帝内经》(简称《内经》),书中叙述了脏腑经络的生理功能、病理机制和疾病证候(图70)。脏腑分为脏、腑、奇恒之腑三大类。脏,包括肝、心、脾、肺、肾等五脏;腑,包括胆、胃、小肠、大肠、膀胱、三焦等六腑;奇恒之腑,包括脑、髓、骨、脉、胆、女子胞等。由于古代认识的局限性,对于脏腑的认识是从"藏居于内形见于外"而产生的。脏腑理论中某一脏腑与某一经络不是同一个单位,而是一个密切相关联的系统。历代医家根据这些系统通过临床再实践再发展,逐步建立了中医学脏腑辨证施治纲领。

泌尿及生殖系统疾病的任何一个生理病理现象,用中医脏象学解释都是在某一主导脏腑及多个其他脏腑、经络、气血相互影响、相互制约下产生的。比如,"肾者主水""肾受五脏六腑之精而藏之",说明中医学所称之肾,不仅具有泌尿功能,还具有生殖功能。"膀胱者,州都之官,津液藏焉,气化则能出矣",肾与膀胱相表里,膀胱功能依赖肾气推动。肺主宣发肃降,通调水道;大肠传糟粕,通肺气,与肺相表里。脾主生化气血、充精源;胃主腐熟水谷,与脾相表里。心主血脉,充阳道;小肠分别清浊,与心相表里。肝藏血,主疏泄,调畅气机;胆藏精汁,司决断,与肝相表里。三焦主持诸气,总司人体的气化和运行水液。

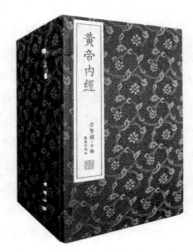

图 70 《黄帝内经》

中医脏象学认为人体的脏腑是一个整体,而且脏腑、经络、气血之间紧密联系,相互影响。中医脏象学为中医学脏腑辨证施治疾病奠定理论基础。因此,泌尿及生殖系统恶性肿瘤疾病的生理病理现象与中医脏象学的五脏六腑均相关,它可以充分体现中医学理论的整体观念与辨证论治。

第十二章 中医也能治疗恶性肿瘤

116. 中医能治疗恶性肿瘤吗

人们在说到恶性肿瘤的治疗时常会想到手术、放疗、化疗等,对于中医能治疗恶性肿瘤存在质疑,或者知之甚少,甚至有误区。

追溯到两千多年前,我国古代中医论著《黄帝内经》中记载有"肠瘤""筋瘤""骨瘤"之说,并且指出"肠覃"在腹腔,"石瘕"在盆腔。之后,历代医家也有将肿瘤称为瘿瘤、癥瘕、石疽、恶疮、瘤、岩、癌等。中医也将肿瘤称为"难治之积"。《灵枢·百病始生》中认为其是一种与一般的外邪不同的虚邪,这种虚邪袭人体之虚而患病。"难治之积"停留的地方多与经络、血脉有关。中医认为肿瘤的发病机理是人体受致病的内、外因交加而成肿瘤。外因六淫不正,内因七情偏激,或饮食劳伤,体质内虚等,由诸多因素共同作用致机体阴阳失衡,脏腑功能受损,正气不足,经络循环不畅,气血运行失常,正不抗邪,邪趁虚入而出现局部气血淤滞,痰凝湿聚,热毒蕴结,脏腑失调,互相交织,日久成疾,进而产生正虚失固,癌毒内生。所以,肿瘤的病机概括为毒邪之害,痰痈之祸,瘀血之痛,气郁之源,耗损阴阳正气之根。

在历代中医论著中也记载有许多肿瘤的病症及治疗经验。比如,对身体表浅肿瘤采用切排、药线、药物外敷、艾火或者烙铁外治等,对身体内部肿瘤运用清热解毒、祛痰除湿、活血化瘀、疏肝理气、软坚散结、攻下祛邪、以毒攻毒、扶正固本等八法,针对不同的病证选用方药,以补益人体之虚,调整人体阴阳平衡,最终达到扶正祛邪(治癌)的治疗效果(见第117问)。

著名肝癌专家、中国工程院院士汤钊猷教授从一位资深的西医肿瘤学专家的角度谈中西医诊治肿瘤疾病的区别,他认为:西医较重视微观和局部,中医则较重视宏观和整体;西医较重视看肿瘤,中医则较重视看肿瘤病人;西医治病重在消除病因,中医则重在恢复平衡;西医常堵杀,中医常疏导;西医以消灭肿瘤为主,中医则可能长于改造肿瘤和改造机体;西医常用单一药物,一病一方,中医则常用复方,辨证论治,而且常常是同病异治、异病同治;西医关注肿瘤大小,临床常用完全缓解、部分缓解等来平衡,而中医则注重症状、生存质量和生存期;西医基本上按急性病来治疗癌症,力求速战速决,中医则基本上按慢性病来治疗,重远期疗效;西医在当前阶段重视由机制到应用,而中医则历来重实践结果,在反复实践基础上,形成独特的中医理论;西医在消灭肿瘤方面力量较强,办法较多,中医则在改造机体、改造残癌方面可能有优势。汤院士的这一番话说得非常明白而清楚,中医能治疗恶性肿瘤,中医和西医因各自体系不同而有区别,然而中医在某些方面有明显的优势,发挥西医难以起的作用。汤院士认为中医、西医如同硬币的两面可以互补,如:局部与整体相结合,微观与宏观相结合,攻癌与扶正相结合,辨病与辨证相结合,堵杀与疏导相结合,单一与综合相结合,"魔弹"与复衡相结合,精准与模糊相结合,等等。

由此可见,中医对于"难治之积"(肿瘤)有其几千年的认识积累,经后世医家传承和发展,具有独特的治疗优势,当下如能中西医相互学习,取长补短,联手攻克癌症,前景可期。

117. 患了肿瘤什么时候看中医最合适

基于正气内虚为恶性肿瘤重要发病学基础的共识,中医以扶正培本为治疗肿瘤的主导思想。当今,中医扶正法在恶性肿瘤的治疗中得到广泛应用。扶正培本就是通过扶助正气和培植本元来调节人体阴阳气血、脏腑经络的生理功能,从而达到人体的动态平衡,帮助人体抗御祛除病邪。临床多采用健脾和胃、益气养阴、温肾助阳等治法遣方组药,另外包括营养支持、功能锻炼、健康生活方式、调摄精神等干预措施。

中医扶正法的理论和临床实践渊远流长,最早源于春秋战国时期《黄帝内经》中有关于"正气存内,邪不可干""邪之所以凑,其气必虚"的论述,之后东汉医圣张仲景、金元四大家等丰富了扶正法的内涵和外延。当代著名中医肿瘤学专家、国医大师刘嘉湘教授经过梳理恶性肿瘤的病因病机,创新地将中医扶正法引入到癌症的治疗中,首先提出"扶正治癌"的主张,逐步成为现代中医治疗癌症的大法。他认为:扶正法属于补法的范畴,但并不限于补法,其主要作用在于调整体内的阴阳、气血和经络、脏腑的生理功能。他提出"扶正的治法，必须根据患者实际需要，不能一律对待；必须根据辨证施治的原理与原则，分辨阴阳、气血的盛衰，各个经络、脏腑的虚实，分别对待；必须根据邪正双方的力量对比和斗争形势，决定先攻后补，先补后攻或攻补兼施的治疗程序"。

由此可见，由于肿瘤患者经过手术、或放疗、或化疗，或内分泌治疗等，多属于中医学祛邪之攻法，患者治疗后常出现不良反应，这些不良反应对正气相对不足的肿瘤患者来说是折杀正气，治疗上需要养护正气，此时若能够用中医学"扶正治癌"治疗，以改善食欲、增强骨髓造血功能、减轻消化道反应、促进睡眠等，求正气来复，抵御外邪侵袭，达到促进康复，提高生活质量，最终能够延长生存期。

🧬 118. | 中医治疗泌尿及生殖系统肿瘤有哪些优势

中医治疗肿瘤始终强调"治病必求于本"，在治疗和用药的过程中，始终贯穿"保胃气""存津液"，借以达到扶正的目的。金元"补土派"李东垣："内伤脾胃，百病由生"，"壮人无积，虚人则有之"强调了胃气在治病过程中的重要作用。明代张景岳："必当先察元气为主，而后求疾病""疾病之实故为可虑，而元气之虚应尤甚"，重视人体正气不足在疾病发生中的重要地位。所以，中医在治疗过程中采取整体观及辨证论治，重在提高患者生活质量，减少西医治疗的不良反应，提高患者西医治疗顺应度，达到"减毒增效"。

临床上，常应用中医药治疗泌尿及生殖系统肿瘤。比如，前列腺癌患者内分泌治疗阶段会出现潮热、盗汗、乏力、乳房胀痛等不良反应，中医药治疗应用滋补肾阴、扶正消积的方剂如六味地黄丸加减等可明显缓解症状。又比如，膀胱癌患者手术后需要进行膀胱灌注化疗，治疗中出现尿频、尿痛、血尿等不良反应，中医药治疗应用清热利湿的方剂如萆薢分清丸加减等可改善症状。肾癌手术无论是根治性肾切除术，还是部分肾切除术，对于患者机体都造成一定的损伤，有些患者手术后出现乏力、疲劳、精神萎靡、胃纳不佳、大便溏薄、尿频等，中医药治疗以扶正、养胃气为主，应用党参、黄芪补气，北沙参、生地黄、天花粉、石斛养阴，怀山药补益肾气，白术、茯苓、白扁豆健脾养胃。另外，晚期癌症患者接受全身化疗后出现消化道症状，如恶心呕吐，以及贫血、血白细胞计数下降等，中医药治疗应用四君子汤、四物汤、八珍汤等补气健脾、补骨生髓，可起到改善食欲、纠正贫血的作用。

中医治疗肿瘤的优势是多方面的,其中辨证论治和分阶段治疗是优势之一。由于肿瘤的发生、发展有其规律和过程,治疗阶段分为发生发展期(手术前)、术后治疗期和肿瘤进展或转移期,各期的治疗方法和目的也不尽相同。而个体的病情有轻重,虚邪有深浅,体质有强弱,故结合辨证论治,中医治疗往往会有效。比如,早期前列腺癌患者仍然正气较强,治疗上可以多用清热散结药物如金银花、忍冬藤、蜀羊泉、象贝、牡蛎、白花蛇舌草等。前列腺癌患者经过手术、放疗、化疗或者内分泌治疗等,折杀正气,治疗上应该偏重养护正气,可以用四君子汤、阳和汤等,求正气来复,抵御外邪侵袭,达到扶正治癌的效果。

119. 癌症患者手术前、后是否需要吃滋补品

很多患者问医生:"手术前、手术后需要吃点什么滋补品?"患者希望通过调补提高身体抵抗力,试图有利于手术,以及手术后早日康复,这种想法无可非议,医生十分理解。但是,由于各种因素影响,有时吃滋补品,结果却适得其反,又非常尴尬。

手术前患者服用含有丹参、桃仁、红花等活血化瘀类滋补品,会导致机体的凝血时间延长,从而被外科医师要求暂缓手术;患者本身患有糖尿病,在手术前又服用含有阿胶、人参、红糖等滋腻的膏方,会引起血糖控制欠佳而不得不推迟手术时间。所以,手术前准备过程中,不适宜应用活血化瘀或补益类中药、滋补品;糖尿病患者除照常服用降糖药物外,特别要管理好自己的饮食。如果患者存在手术前情绪焦虑、食欲欠佳、睡眠差等,可请有经验的中医师指导,采用健脾、疏肝、理气等食疗方法,既有效,又不会影响正常的手术安排。

手术后的康复患者要听从主治医师的医嘱,遵循疾病治愈的科学规律,切不可以急于求成。机体的调理也需要中医师辨证论治。根据每个患者的病情、手术情况、体质进行治疗。比如,痰湿证者,宜用健脾化湿类中药;阴虚火旺者,则宜使用滋阴清火的中药。切忌自行购买滋阴壮阳类补品,更不可听信、偏信小广告、传销宣传品等随意购买保健品进补,反而对身体造成损害,教训尤为深刻。

120. 患了癌症,单用中药能"治愈"吗

有患者问医生:"我已经患了癌症,我不想手术,也不想放疗、化疗,就吃中药

能'治愈'吗?"要回答这个问题,须先厘清以下几点。

（1）当今的临床共识认为,对于恶性肿瘤最有效的防治措施包括病因预防（一级预防）以及尽早发现和处理癌前病变或是恶性肿瘤的早期病变（二级预防）。肿瘤的早发现、早诊断、早治疗（"三早"）是肿瘤防治的关键。所以,恶性肿瘤患者应遵循二级预防的要求,及时到医院专科或专病门诊就诊,接受包括手术、放疗、化疗等现代医学治疗手段,以达到根治性治疗目的。当肿瘤早、中期时,应该首先采用手术治疗,术后辅助或放疗,或化疗,还可以中医药治疗。如果把吃中药放在首位,作为肿瘤治疗的第一选择,往往会失去肿瘤根治性治疗的机会,将会后悔莫及。对于晚期患者,如已经丧失根治性治疗的时机,建议优选有权威性的多学科诊疗团队,它由外科、肿瘤内科、放疗科、核医学科、医学影像科、病理科、中西医结合科等多学科医师组成,他们根据患者病情及体能状态,按照标准指南制订个体治疗方案包括分子靶向治疗、化疗、放疗、核素治疗、内分泌治疗、中医药治疗等。所以,在现代医学高度发展的今天,由专业医学团队制订的个性化方案才是优选,而不能听信、偏信小广告、传销宣传品等谣言,使患者本来通过手术或放、化疗等可以获得长期生存,却以吃中药"秘方"为由,讳疾忌医。

（2）肿瘤治疗的目标,无论是将癌彻底从机体祛除,还是将癌控制而使其不能继续产生危害,目前中西医治疗肿瘤的目标逐步趋同,在于抑瘤、控瘤,调动患者自身的抵抗肿瘤能力,提高生活质量。所以,基于多学科的综合治疗,临床上常会手术、放疗、化疗、中医药等无所不用其极。

（3）中医药治疗肿瘤疗程较长,中药多为复方制剂,要注意有些中草药长期配伍用药会产生毒副作用,传统中药配伍中的"十八反",都不容忽视（见小贴士 3）。

❋ 要点

中医治疗肿瘤

◆ 中医治疗肿瘤的理论基础是基于脏象学说的辨证论治。

◆ 肿瘤患者经过手术、放疗、化疗等,折杀正气,进一步康复需要中医药治疗,养护正气,补益整体之虚,攻逐残之余积。

◆ 患者术前不宜进补,术后调理须到中医师接受辨证论治。

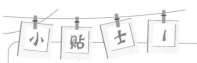

中医如何认识肿瘤患者的饮食禁忌

中医对患者饮食禁忌的总原则：温热性病证忌食辛辣、油腻食物；寒性病证忌食生冷饮食；虚性病证忌食滑泄食物；实性病证忌食温补食物。有过敏体质患者，在服中药时不宜同食鱼、虾、蟹、羊肉等含特异性蛋白的食物。身体偏阳虚者，不宜食生冷食物，如冰食、冬瓜、绿豆等；身体偏阴虚者，不宜食温热食物，如羊肉、狗肉、鹿鞭、雀肉、韭菜等。

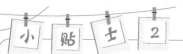

中医如何认识肿瘤患者的情志调节

《素问·举痛论》："余知百病皆生于气也，怒则气上，喜则气缓，悲则气消，恐则气下……惊则气乱，思则气结。"所以，中医特别强调情志的调节。古代中医大家孙思邈（图71）总结调神的具体方法："莫忧愁，莫大怒，莫悲恐，莫大恨……勿悄悄怀忿恨……若能勿犯者，则得长生也。"值得我们学习借鉴。

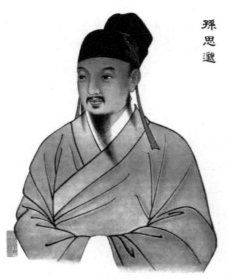

图71　唐·孙思邈(581—682)

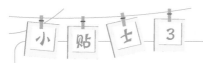　　传统中药配伍的"十八反"是什么意思

　　金代医家张子和在其《儒门事亲》一书中提出中药配伍运用会产生毒副作用,称为"反"。他列出三组十八味相反的药物,为历代后世医家所遵循。其歌诀为:本草明言十八反,半蒌贝蔹及攻乌,藻戟遂芫俱战草,诸参辛芍叛藜芦。意思是服用半夏、瓜蒌、贝母、白蔹、白及这5种药时,不能同时服用乌头;服用甘草时,勿用甘遂、大戟、海藻、芫花这4种药;服用人参、沙参、丹参、玄参、苦参、细辛、芍药等药物时,勿用藜芦。在此后的《本草纲目》及《药鉴》等书中均有记载,但略有出入。其中玄参是《本草纲目》增加的。

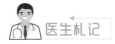

这样的"饥饿疗法"不可取
——"饿死"肿瘤的误区

　　2017年6月,我们接收一位62岁男性患者秦某,诊断为膀胱癌晚期。就诊时患者表现胸闷、气促明显,形体消瘦呈恶病质,双侧下肢水肿。追问病史,原来一年前他从山东来到上海就医,当时因患膀胱癌浸润肌层,引起双肾积水、肾功能减退,遂予以双侧肾穿刺造瘘引流尿液,待机施行膀胱全切除、尿路改道。肾穿刺造瘘引流后6周,病情评估肾功能明显改善,身体状况比较良好,准备入院手术。然而,他突然改变主意,拒绝治疗,人不见踪影,独身前往南方某山区接受某位"神医"的"秘方"和"饥饿疗法"。据了解,在那里他每天不能吃饭,只能吃少量的葡萄、芋头等素食,忍饥挨饿,遭受身体折磨,身心十分痛苦。2个月后他已经瘦骨嶙峋,并且开始出现胸闷、气促、活动困难,直至这次再来我院就诊,人体已经判若两人,肿瘤病情也较前进展,血液学检查提示低蛋白血症、电解质紊乱……这样的例子我们每年都能遇见,非常痛心,所以下面跟肿瘤患者谈谈关于所谓"饿死"肿瘤与肿瘤患者营养支持的话题。

　　近年来,一种代谢调节治疗恶性肿瘤的生酮疗法悄然出现,它受到专业人士和肿瘤患者的广泛关注,对这个问题亦有不同理解和争议。社会上流传各种说

法，产生误区，甚至被一些人利用谋财。肿瘤发生、发展的特点之一是制造更多的癌细胞，不断地生长、生长、生长。但这意味着，癌细胞生长太快以致能量和氧气供应相对不足，这时候肿瘤内部的细胞由于缺少能量和氧气供应而开始坏死。没有能量，没有氧气，这些不断分裂的肿瘤细胞就难以生存，而许多细胞活动中至关重要的成分也就难以制造。同时患者机体受到大量的消耗。生酮疗法即给以肿瘤患者能量限制性生酮饮食。通常以低糖、高脂肪及适量蛋白质为特征的生酮饮食。研究发现，减少葡萄糖供给，选择性切断肿瘤细胞的能量供应，可以显著抑制多种肿瘤细胞的增殖，抑制肿瘤生长，对正常细胞及机体（动物）却无不良影响。这里须注意，减少碳水化合物时，为了维持机体的能量需求，避免蛋白质糖化异生（一种机体内生物化学的物质转化形式），必然要求提高脂肪的供能比例。否则，机体就会营养不良及过度消耗。这个过程是机体内十分复杂而有意思的一个分子生物化学变化。肿瘤的生酮疗法必须在专科医生的指导下按照医嘱实施，并且进行严密的临床观察。不是简单的能够吃什么，不能够吃什么，更加不是使得机体"饥饿"。生酮疗法源于治疗早期的儿童癫痫、后来的多种良性疾病，扩大到现在的恶性肿瘤应用研究。但是，肿瘤的生酮治疗目前仍然以肿瘤细胞株及其荷瘤动物科学研究比较多，临床上以病例报告为主（如脑胶质瘤），还没有更多的循证医学的依据。由此可见，秦某经受的所谓"饥饿疗法"或"饿死"肿瘤与医学研究的肿瘤的生酮疗法完全不是一回事，是伪科学。

营养不良及机体消耗是肿瘤患者常见的致死因素，它会影响治疗肿瘤的效果，增加并发症发生率，降低生存质量及预后。肿瘤患者的营养不良主要与患者厌食、机体代谢异常、肿瘤因子的作用、肿瘤治疗影响等因素有关。因此，肿瘤患者的营养支持已成为肿瘤多学科综合治疗的重要组成部分。合理、有效地提供营养支持对大部分营养不良的肿瘤患者具有积极意义。营养支持的目的是给机体提供适当的营养底物，减轻代谢紊乱和骨骼肌消耗，改善机体生理及免疫功能，缓解疲劳、厌食等症状，降低促炎细胞因子水平，改善机体活力，降低治疗中断的风险，并帮助患者安全度过治疗阶段，减少或避免由治疗引起的不良反应，改善症状，提高生存质量。迄今，临床上没有明确的证据表明营养支持会加速肿瘤生长，也没有足够的循证医学依据表明机体饥饿状态会"饿死"肿瘤，故这种说法纯属于误区，不应影响肿瘤患者营养支持的实施。

肿瘤患者一经确诊，即应进行营养风险筛查及营养评估，包括饮食调查、体重丢失量、体检、人体测量及实验室检查。肿瘤患者常用的营养评估方法有体重变化、体质指数（BMI）、主观综合评价法、患者提供的主观综合评价法、简易营养评定等。①化疗可引起患者食欲缺乏、恶心、呕吐、黏膜炎、腹泻等一系列不良反应，导致患者营养摄入障碍，引起营养不良。化疗期间应保证机体充足的营养供应，对于治疗前已存在营养不良或营养风险的患者，以及治疗期间出现严重不良反应、无法正常进食或进食量明显减少的患者更应及时给予营养支持。②营养状况良好的放疗患者不推荐常规接受营养支持。存在营养不良或营养风险的肿瘤患者在接受放疗时需要进行营养支持。出现严重放射性肠炎和营养吸收不良，肠内营养无法实施或满足机体需求时应及时行肠外营养。③中、重度营养不良肿瘤患者可从围手术期营养支持中获益，预期围手术期无法经口进食或摄入的能量和蛋白质＜60％目标需要量超过 7 天的肿瘤患者应接受营养支持。无论是行根治，还是行姑息手术的肿瘤患者，均应按照加速康复外科原则和流程实施围手术期的营养支持。④晚期肿瘤患者是否需要营养支持应综合考虑肿瘤预后、患者预期生存时间和生活质量、营养支持的潜在效果及患者和家属的意愿。

前面提到的膀胱癌晚期患者秦某，他再次来我院时已处于癌性恶病质状态，表现为厌食、体重下降、贫血、低蛋白血症、低钾低钠血症等，考虑到患者吞咽及胃肠功能基本正常，入院评估后主要给予口服营养补充，即提供多种宏量营养素和微量营养素的营养液体、半固体或粉剂的制剂，加入饮品和食物中经口服用。同时，对患者中医学辨证为脾脏气虚证，运用经典方剂四君子汤加减补益脾气。1 个月后，患者食欲明显改善，体重增加，贫血及电解质紊乱得到纠正，为后续的化疗提高了耐受性和依从性，明显改善了生活质量。但是，由于这位患者前面比较长时间被"神医"迷惑，进入"饿死"肿瘤的误区，肿瘤较前明显进展，丧失了恶性肿瘤根治性切除的时机，此时已经成为晚期转移性膀胱癌。患者秦某最终因盆腔淋巴结多处转移，肝、脑等多器官转移而全身衰竭离世。

读者想进一步了解肿瘤患者营养支持相关知识亦可以参考 2017 年由中华医学会肠外肠内营养学分会制定的《肿瘤患者营养支持指南》。肿瘤患者需要科学、合理、规范的营养均衡，而不要听信"神医"的"秘方"和"饥饿疗法"。

附录

评论荟萃

《泌尿及生殖系统恶性肿瘤 120 问》述评

戴继灿

王国民教授是复旦大学附属中山医院泌尿外科专家,从事泌尿男科临床及科研工作近 50 年,作为享誉国内外的泌尿男科专家,多年的从医临床经验告诉他:对于泌尿生殖系统的一些肿瘤,早发现、早诊断、早治疗是可以治愈的,有基于此,有必要将泌尿生殖系肿瘤的基本知识告诉大众,知识的普及有助于群防群治,让更多的人免于痛苦。于是,在繁忙的临床、科研及社会工作之余,王教授编写了《泌尿及生殖系统恶性肿瘤 120 问》(注:第 1 版书名)一书。全书包括 120 问,四篇十章,涵盖了泌尿生殖系常见的肿瘤疾病,前三篇共九章内容包括了肾癌、前列腺癌、膀胱癌、睾丸肿瘤、阴茎癌、宫颈癌、子宫内膜癌、卵巢癌、妇科肿瘤与相关病的关系,每一疾病都包括流行病学、解剖学、病理学、诊断学、治疗学、保健与预防等内容,第四篇第十章则介绍中医中药在肿瘤防治中作用。纵观全书,特色鲜明,具体来说具有以下几个特点。

1. **图文并茂通俗易懂** 书中每一种疾病虽然按照流行病学、解剖学、病理学、诊断学、治疗学、保健与预防等教科书式的层次编写,但作者将内容问答化,采用通俗易懂的大众化语言,使得要表达的问题一目了然,全书配备了各种图谱,包括解剖图、病理图、影像图、简化的示意图等。此外,作者还将一些新近研发的高技术设备,通过实景图予以展示,这些图谱让本书读者在文字基础上,对许多知识增加了感性认识,加深了读者印象。

2. **结合病例注重实效** 书中每个章节都有一些"接地气"的病例,这些病例来自现实,有些是名人政要,有些则来自作者临床第一手资料,通过医生札记予以展示。这些病例都具有典型的临床表现,包含若干应该引起重视的知识点,读者在抽象阅读科普文章同时,通过典型病例或历史故事回到现实,有助于提高读者阅读兴趣,掌握每篇科普文章知识点或精华。

3. 提纲挈领突出重点 本书与一般科普书籍有很多不同,将专业书编写方式或曰将王国民教授作为一名教师在课堂上严谨执教的教学方式方法应用到科学普及上来,这也是本书特点。在每一个章节之后,王教授都提纲挈领归纳重点;每一个章节之后,都将一些医学上常用、重要的名词术语,在病人看来十分陌生、晦涩的东西,用小贴士的方式进行解说。这些写作方式与一位医学院教师给医学生授课后进行归纳、总结何等相似,这种突出重点知识的科普方式,使得读者在阅读完一篇文章后意犹未然。

4. 科学性强医患皆宜 参加本书编写的作者都是在临床上工作多年、经验丰富的专家,主编王国民教授严谨认真的修编,使得本书不仅具有科学性,还具有先进性、实用性,可操作性强,所以该书读者不仅适合普通老百姓、患者,也适合基层医务工作者、低年资专业医生及全科医务人员阅读。

原载《性教育与生殖健康》杂志,2017 年第 1 期,42—43 页

(戴继灿:上海交通大学医学院附属仁济医院泌尿外科、男科主任医师、《中国男科学杂志》编辑部主任、上海市性教育学协会会长等)

《泌尿及生殖系统恶性肿瘤 120 问》读后

司徒伟智

作为一个媒体人，有机会读到王国民教授主编的科普读物《泌尿及生殖系统恶性肿瘤 120 问》（注：第 1 版书名），很是欣赏。

欣赏的，不仅在内容。内容当然极好，编写团队成员皆是诊治泌尿生殖系统肿瘤的专家，且具有多年临床经验，故此阐释深到，表述精确，每一问都有的放矢，忧人所忧，每一答都具科学性、先进性和实用性。然而让我关注的，更在其表现形式，即通俗性。

不怕丢人，说来惭愧，不时地在书店里看到这本那本医书，那内容关乎自己或亲朋好友的病证呢，然而经常一翻开，如入五里雾中，读得头晕，太深奥，读不懂。于是，亟盼"科普"的关照。譬如读眼前这本，即能将有关泌尿及生殖系统恶性肿瘤的知识理解个大概——全书分四篇，都是开头介绍本系统的特点，结尾提挈问答要点，一段段，一句句，读来较为浅易，可以一路读下去。这一定是如我般诸多医学门外汉特别解渴从而欣赏的吧。

不消说，"成似容易却艰辛"，欲令高深的专业学问浅易化，看得出我们编写者在每个环节写作上的字斟句酌、苦心孤诣。尤可道者，是为帮助读者了解专业医学知识而做出结构创新，即在每章之后多有"医生札记"，反映患者的感受和医生的诊治体会，诚如医学科普大家杨秉辉教授在序言中所指出："把医学知识置于人物、事件、场景中来阐述，可使得医学更接近于活生生的人。这是如今医学人文学所提倡的叙事医学的一种手法，在医学科普中是应该大力提倡的。"是呀，医家医书，竟至能够出人物出场景出故事，如此尝试既新且好，势必增强可读性与可懂性，进一步贴近读者。

著书立说，深入深出不可免，唯此方适应专家之论剑，学者之交流。但是一定不要缺了深入浅出，不要疏漏适应普通公众需求的科普写作。须知大堆的数据、繁杂的辨析、深邃的阐述等，时常会引发与公众阅读层的对接困难，所谓"阳春白雪，和者盖寡"是也。一点也不是轻视你我他这类外行读者，这里不存在自我贬低,只是如实承认"术业有专攻",职场有分工。为便于百姓入门法学专业知识,记得东罗马帝国时期的学者撰写过一部《法学阶梯》。其实,我想,各门学科要让精英文化走向民众,无不亟待打造各自的普及"阶梯"。

打造医学阶梯,在当下格外迫切。事因医学知识,尤其是防治肿瘤的知识不足乃至阙如,已经明显影响或曰阻碍着民众健康水准的普遍提升。在说到对泌尿生殖系统恶性肿瘤知之甚少,以致一些患者贻误诊治、失去治疗时机时,王国民教授的"前言"言之痛切:以前列腺癌为例,其在上海市恶性肿瘤发病统计中已居男性恶性肿瘤第5位,若做到早期发现、诊断和治疗,前列腺癌是可以治愈的。可惜,很多情况下,"早期因癌'潜伏',并未引起患者的临床症状;而晚期由于转移性病灶才会出现如骨转移造成的骨痛等症状,此时治疗效果差,后果严重。"结论,早知才能早防,早防易于收效。应当帮助大家认识肿瘤、预防肿瘤,知晓平素生活上要注意什么、哪些症状要警觉,帮助未病与已病者远离懵懂无知,从被动走向主动。反之,就轮到改用骆宾王名句,一语成谶了:"坐昧先几之兆,必贻后至之危。"

22年前就感谢王国民教授,为了他精心的检查和治疗。如今,再要加上感激他及其伙伴打造出这一座医学阶梯。踏上它,就可拾级而升,渐入堂奥,增添、拥有好多事关健康乃至"性命交关"的专业知识啦。

(司徒伟智,媒体人,杂文政论家,笔名:闻纪之、马布衣,等。《解放日报》报业集团高级编辑,并曾任《上海支部生活》《报刊文摘》主编。)

缩略语英汉文对照

ADT	androgen deprivation therapy	雄激素剥夺治疗
AFP	alpha fetoprotein	甲胎蛋白
AIPC	androgen-independent prostate cancer	雄激素非依赖性前列腺癌
AJCC	american joint committee on cancer	美国癌症联合委员会
AMD	actinomycin D	更生霉素(放线菌素 D)
ADM	adriamycin	阿霉素(多柔比星)
BCG	bacillus Calmette-Guérin	卡介苗
BPH	benign prostatic hyperplasia	良性前列腺增生
	bicalutamide	比卡鲁胺
BHD	Birt-Hogg-Dubé syndrome	BHD 综合征
BLM	bleomycin	博来霉素
BMI	body mass index	体质指数
B-Us	B-mode ultrasound	B 超(B 型超声)
CA	cryoablation	冷冻消融
CA125	carbohydrate antigen 125	糖类抗原 125
CEA	carcinoembryonic antigen	癌胚抗原
CIS	carcinoma *in situ*	原位癌
CP	chronic prostatitis	慢性前列腺炎
CRPC	castration resistant prostate cancer	去势抵抗性前列腺癌
	cryptorchidism	隐睾症
CT	computed tomography	电子计算机断层成像
	cyclophosphamide	环磷酰胺
DC	dendritic cell	树突细胞
DDP	cisplatin	顺铂

DTX	docetaxel	多西他赛
DRE	digital rectal examination	直肠指检
ECT	emission computed tomography	发射型计算机断层成像
	flutamide	氟他胺
FDA	food and drug administration	食品和药品监督管理局
	fluorouracil	氟尿嘧啶
fPSA	free prostate specific antigen	游离前列腺特异性抗原
	gemcitabine	吉西他滨
GnRH	gonadotrophin releasing hormone	促性腺激素释放激素
	goserelin	戈舍瑞林
HBOCS	hereditary breast-ovarian cancer syndrome	遗传性乳腺癌-卵巢癌综合征
hCG	human chorionic gonadotropin	人绒毛膜促性腺激素
HE4	human epididymis protein 4	人附睾蛋白 4
HIFU	high intensity focused ultrasound	高强度聚焦超声
HLRCC	hereditary leiomyomatosis renal cell carcinoma	遗传性平滑肌瘤病/肾细胞癌
HOCS	hereditary ovarian cancer syndrome	遗传性卵巢癌综合征
HPRCC	hereditary papillary renal cell carcinoma	遗传性乳头状肾细胞癌
HPV	human papillomavirus	人乳头瘤病毒
HRPC	hormone refactory prostate cancer	激素难治性前列腺癌
HTOMO	helical tomotherapy	螺旋断层放射治疗
HVA	homovanillic acid	高香草酸
IHT	intermittent hormonal therapy	间歇性内分泌治疗
INF-α	interferon-alpha	α 干扰素
IL-2	interleukin-2	白细胞介素- 2
IVU	intravenous urography	静脉尿路造影
	Klinefelter syndyome	克氏综合征
LDH	lactate dehydrogenase	乳酸脱氢酶
	leuprorelin	亮丙瑞林

LHRH-a	luteinizing hormone releasing hormone analogue	促黄体生成素释放激素类似物
MAB	maximal androgen blockade	最大限度的雄激素阻断
MDT	multi-disciplinary treatment	多学科团队诊疗
MMR	mismatch repair	错配修复
MRI	magnetic resonance imaging	磁共振成像
mTOR	mammalian target of rapamycin	哺乳动物的雷帕霉素靶
MTX	methotrexate	甲氨蝶呤
	nephroblastoma	肾母细胞瘤（Wilms 瘤）
NSS	nephron sparing surgery	保留肾单位切除术
NWTSG	national Wilms' tumor study group	美国肾母细胞瘤研究组
PCa	prostate carcinoma	前列腺癌
PNS	paraneoplastic syndromes	副瘤综合征（肿瘤伴发性综合征）
PET-CT	positron emission tomography-computed tomography	正电子发射计算机断层成像
PIN	prostate intraepitheial neoplasia	前列腺上皮内瘤变
PSA	prostate specific antigen	前列腺特异性抗原
PSAD	prostate specific antigen density	前列腺特异性抗原密度
Q&A	questions and answers	问与答
RALS	robot assisted laparoscopic surgery	机器人辅助腹腔镜手术
RARP	robot assisted radical prostatectomy	机器人辅助根治性前列腺切除术
RCC	renal cell carcinoma	肾细胞癌
RFA	radio-frequency ablation	射频消融
RMS	rhabdomyosar	横纹肌肉瘤
RN	redical nephrectomy	根治性肾切除术
RP	radical prostatectomy	根治性前列腺切除术
RPLND	retroperitoneal lymph node dissection	腹膜后淋巴结清扫术
SPECT	single-photon emission computed tomography	单光子发射计算机断层成像

TCT	thinprep cytologic test	薄层细胞学检查
tPSA	total prostate specific antigen	总前列腺特异性抗原
TRUS	transrectal ultrasonograpghy	经直肠超声检查
TSC	tuberous sclerosis complex	结节性硬化症
TURBT	transurethral resection of bladder tumor	经尿道膀胱肿瘤切除术
	triptorelin	曲普瑞林
VCR	vincristine	长春新碱
VMA	vanilla mandelic acid	香草扁桃酸
vHL	von Hippel – Lindau syndrome	vHL 综合征
WHO	World Health Organization	世界卫生组织
	Wilms' tumor	Wilms 瘤（肾母细胞瘤）

跋

本书关于前列腺癌的部分内容曾发表于报端,受到了读者的欢迎和好评。在读者的鼓励下,我萌发了编著这本医学科普读物的想法。于是,我就组织同仁一起编写,并得到复旦大学出版社医学分社的热情支持和帮助,首版《泌尿及生殖系统恶性肿瘤120问》于2016年6月顺利出版发行。出版后本书在同仁和读者中得到普遍的认可,起初的2 000册很快售完,出版社再加印了2 000册。

癌症、心脑血管疾病、糖尿病和慢性呼吸道疾病是现代四大慢性病,癌症已经成为严重危害我国人民健康的第一位慢性病。到目前为止,大多数癌的发病机制和病因仍然不清楚,临床上做不到完全的精准治疗,然而许多癌的诱发因素是比较清楚的,不少癌的治疗方法是有效的,特别是近些年高科技的迅速发展,研究新成果陆续进入临床,确实给病人带来了福音。中国中医药是一个伟大的宝藏,挖掘和应用中医药治疗癌症有其优势,中西医结合可能是中国特色的控癌之道。至此,如果加强做好关于癌症的一二级预防,那么"控癌"也会和传播性疾病一样有效。今天的临床医师不但要用先进的技术服务于病人,还要把医学常识及前沿诊治成果介绍给病人,宣传健康的生活方式。这些都是编写和再版本书的缘由所在。

为了满足读者的需要,在第二版的编著过程中我们尽可能使本书内容更丰富,平面图像更直观,并增加手术微视频,采用文、图和视频结合的形式复合出版,扫描二维码即可阅读动态图像。

本书第一和第二版得以出版,要感谢全体编写人员,要感谢汤钊猷、杨秉辉和那彦群3位著名教授为本书写序,要感谢复旦大学出版社医学分社副社长魏岚女士、责任编辑王瀛女士。最后,还要感谢几十年来一直信赖和支持我的病人和读者,因为他们给了我服务的机会,他们使我增长了知识和才干。没有他们,就没有本书。本书引用了相关的文献、资料、数据、图表、视频等,在此一并向有关作者致谢。

　　本书第一版于 2019 年 11 月通过上海市科普作家协会评审，获得"优秀科普图书"，并发予证书。借此机会向上海市科普作家协会表示感谢。

王国民

2019 年 12 月于上海

图书在版编目（CIP）数据

泌尿及生殖系统常见恶性肿瘤防治：120问与答/王国民主编. —上海：复旦大学出版社，
2020.6（2021.3重印）
ISBN 978-7-309-14883-1

Ⅰ.①泌…　Ⅱ.①王…　Ⅲ.①泌尿生殖系统-肿瘤-防治-问题解答　Ⅳ.①R737-44

中国版本图书馆 CIP 数据核字（2020）第 027129 号

泌尿及生殖系统常见恶性肿瘤防治：120 问与答
王国民　主编
责任编辑/王　瀛

复旦大学出版社有限公司出版发行
上海市国权路 579 号　邮编：200433
网址：fupnet@ fudanpress. com　http：//www. fudanpress. com
门市零售：86-21-65102580　团体订购：86-21-65104505
外埠邮购：86-21-65642846　出版部电话：86-21-65642845
上海丽佳制版印刷有限公司

开本 787 × 1092　1/16　印张 14　字数 231 千
2021 年 3 月第 1 版第 2 次印刷

ISBN 978-7-309-14883-1/R · 1795
定价：48.00 元